U0193717

临床研究要点解析

主 审　王人颢　吕　凌
主 编　袁　峰　张　昊

科学出版社

北　京

内 容 简 介

本书以要点或问答的形式全面解析了临床医学研究设计各环节涉及的问题,从临床研究概述开始,依次介绍了临床研究设计概述、临床研究中的观察性设计、临床研究中的试验性设计、真实世界研究与数据挖掘、人工智能在临床研究中的应用、临床护理研究、临床试验相关问题、临床研究设计中的常用统计方法、临床研究注册问题、临床研究相关伦理问题、临床研究论文的常见类型与特点、临床研究与科研诚信等内容。

本书语言简练、指导性强,可供临床医生、医学科研人员参考。

图书在版编目(CIP)数据

临床研究要点解析 / 袁峰,张昊主编 . —北京:科学出版社,2024.3
ISBN 978-7-03-077413-2

Ⅰ.①临… Ⅱ.①袁… ②张… Ⅲ.①临床医学 Ⅳ.① R4

中国国家版本馆 CIP 数据核字(2023)第 247369 号

责任编辑:沈红芬 路 倩 / 责任校对:张小霞
责任印制:赵 博 / 封面设计:黄华斌

科 学 出 版 社 出版
北京东黄城根北街 16 号
邮政编码:100717
http://www.sciencep.com

北京建宏印刷有限公司印刷
科学出版社发行 各地新华书店经销
*
2024 年 3 月第 一 版 开本:720×1000 1/16
2024 年 9 月第二次印刷 印张:10 3/4
字数:210 000
定价:98.00 元
(如有印装质量问题,我社负责调换)

编写人员

主　审　王人颢　吕　凌

主　编　袁　峰　张　昊

副主编　李胜利　张沈阳　郑天雷

编　委　（按姓氏汉语拼音排序）

卞　静　　陈仁国　　丁静静　　符金铭

顾玉明　　黄贝贝　　蒋海静　　金培生

李　强　　刘　苏　　刘玉平　　马　赫

王　惠　　杨　娜　　应长江　　臧　欢

张　翔

序 言 一

医学领域的创新和进步源于众多杰出医务工作者和研究者的不懈努力，他们的工作提高了医疗技术水平，拓宽了医学的边界，并推动了世界各地的医疗实践。在这里，我想分享徐州医科大学两个令人鼓舞的医学故事，他们的努力和成就引领了医学研究的方向，对临床实践产生了深远的影响。

一个是王延涛教授以身试药的故事。他一生致力于麻醉事业，尤其是中药麻醉的研究与临床应用。20世纪70年代初，在麻醉药严重供应不足的情况下，王教授多次以身试药，证明了中药传奇古方"麻沸散"有一定的麻醉作用，率先开展中药麻醉的临床应用，解决了当时麻醉药物供应短缺的困境，在全国麻醉界产生了极大影响。披沙沥金、艰难玉成，王延涛教授用一生的艰辛探索和追求，解除患者病痛，挽救无数生命，在中医药发展的历史上留下了深深的足迹，极大地推动了中药麻醉在全国的应用和研究。

另一个故事是有关祖茂衡教授领衔的介入科在布加综合征治疗方面的特殊贡献。布加综合征是由各种原因所致的肝静脉及其开口以上的下腔静脉阻塞性病变引起的，以肝后门静脉高压和下腔静脉高压为特点的一种疾病。20世纪80年代以前没有人知道中国有这个病，随着医学影像学的发展，特别是超声、CT、磁共振成像应用以后，才发现以徐州为中心的苏、鲁、豫、皖四省交界地区不仅是中国也是全世界布加综合征的高发区。许多名院名医针对该疾病都没有好的治疗方案和措施。经过几十年的不断探索和潜心研究，徐州医科大学附属医院介入团队在布加综合征治疗上积累了丰富的经验和技术，单中心治疗的例数在国际上排在第一位，治疗的成功率达到了最高水平。截至目前，该团队为4000余例布加综合征患者提供了介入诊疗，为医学界对这一疾病的认知和治疗带来了变革。

临床研究不仅是医学进步的关键推动力，也是改善患者生活质量的基石。这两个故事都体现了医学研究的重要性和价值。《临床研究要点解析》一书正是对这些卓越成就的总结和提炼，该书深入浅出地探讨了临床研究的方方面面，既有理论知识的讲解，也有实际案例的分析，为医生和科研人员提供了宝贵的指引，使他们能够更全面、更系统地理解和开展临床研究。

该书不仅解释了临床医学研究领域中不可忽视的基本原则和关键要素，同时也明确且详尽地阐述了诸如观察性研究设计、试验性研究设计、真实世界研究与数据挖掘等多种研究策略及其应用。各章节的内容逻辑清晰、环环相扣，使读者有机会透过文字和图表，更为直观且深入地理解并接触临床医学研究中的理论基础及实践经验，纵览科学研究的各类基本方法和实用技艺。

特别值得欣慰的是，该书还阐释了人工智能在临床科研中的应用，以及临床护理研究和药物临床试验等相关问题。最后，该书也重点关注了临床研究中的伦理问题、论文撰写及科研诚信问题。医学伦理作为临床研究不可或缺的组成部分，尊重和保护受试者的权益是临床研究的基本要求。科研诚信也是科学研究和学术活动中遵守道德规范、诚实可靠地开展研究工作的原则和准则。这充分显示了该书的前瞻性和全面性，它不仅关注当前的临床研究热点，还对未来的发展趋势进行了深入探讨。

在科学的广袤领域中，临床医学研究不仅是一座崇高的殿堂，也是一条充满挑战与探索的道路。《临床研究要点解析》是一本内容丰富、理论与实践相结合的著作，既适合从事临床研究的医务人员阅读，也适合相关领域的专家和学者参考。相信该书的出版将有助于提高我国临床医学研究的质量和水平，推动医学科学的持续发展。

让我们一起踏上这个令人激动的旅程，为改善患者的生活和推动医学的进步而努力！

2023 年 11 月

序 言 二

　　临床医学研究是医学领域的一种系统性、有组织的研究方法，是以疾病的诊断、治疗、预后、病因和预防为主要研究内容，以患者为主要研究对象，以医护为主要研究人员，以医疗服务机构为主要研究基地，由多学科人员共同参与组织实施的科学研究活动。其旨在通过观察、分析和解释患者在医疗实践中的疾病表现、治疗效果及相关因素，为改进医疗实践、发展新的治疗方法和提高患者健康水平提供科学依据。临床医学研究要以医护人员的专业技能为保障、专门的医疗单元为依托，涉及医疗道德、伦理等众多规范，由且只能由专业的医疗机构和医护人员来完成，医护人员和医疗机构责无旁贷。但是，种种原因导致多数医护人员对临床研究知识了解不多，对临床研究的方法一知半解，最终难以产生令人信服、高质量的临床研究成果。我很欣喜地看到我们医院在临床研究方面有所成就的医生参与了《临床研究要点解析》的编纂，为普及临床医学研究的知识和技能贡献力量。我也很乐意为该书作序，从一名三级甲等医院管理者的角度，谈一谈我对该书的感想。

　　对医院而言，一方面，我们需要临床医学研究的成果。通过临床研究，我们可以了解新的医疗干预措施的效果和安全性，促进医疗服务流程的优化，提升医疗服务水平；而临床研究成果的转化，可以推动医疗技术的创新与发展及医学知识的更新。另一方面，我们希望临床医学研究对医院发展起到促进作用。在临床研究实施过程中，培养了医疗人才，规范了医院各方面的管理，形成了科学的诊疗过程，这些都为医院的可持续发展奠定了基础。

　　对医生而言，参与临床研究有利于紧跟领域前沿，深入了解疾病的发病机制、诊断方法和治疗策略，审视、总结并提高自己的临床诊疗能力。同时，临床研究的过程也是医生亲身实践科学研究的过程，可以锻炼医生的科研思维和实践能力，有助于医生成为具有高度专业素养和创新能力的医学专家。

　　对医学院校的学生而言，临床研究成果可以为医学教育提供丰富实用的教学资源，帮助学生更好地理解和掌握医学知识，而且，临床研究的过程可以培养学生的实践能力和创新精神，有助于培养出更多优秀的医学人才。此外，临床研究还可以促进医教结合，推动医学教育的现代化进程。

当然，开展临床医学研究的最终目的是实现患者受益。通过临床研究，医院可以更精准地了解患者病情的个体差异，推动个性化治疗的发展，提高治疗的针对性和效果。临床研究的成果也可以为医生提供实践指导，使其在临床工作中更加科学、精准地进行诊断和治疗。

毋庸置疑，开展临床研究不仅有助于医院整体水平的提升，还能够促使医生在个人层面不断提高，同时对医学教育和患者健康都产生积极有益的影响。《临床研究要点解析》不仅仅是一个理论指南，更是实际操作的指南。该书中，编者通过生动具体的经典案例来指导读者如何将理论成果运用于实践，更好地理解和掌握临床研究的核心思想。我诚挚推荐各位读者深入研读该书，不断提升开展临床研究的能力，共同为医学事业的发展贡献力量！

2023 年 11 月

前　　言

　　临床研究设计是一个既庞大又精密的过程，融合了科学的理性与医学的使命。《临床研究要点解析》一书旨在为广大临床医生、医学科研人员提供一份临床医学研究设计中的要点指南，帮助他们在临床科学研究的海洋中航行，掌握研究的精髓，以更有力的证据推动医学的进步。

　　临床研究作为连接临床医疗和前沿科学的桥梁，承载着改善患者生活质量的希望，需要严密设计与严谨实施。从最初的灵感萌发、方案构建，到数据采集、统计分析，以及人工智能算法的训练与学习，每一个环节都需要精心策划与权衡。在这个过程中，研究者不仅要有扎实的医学知识，还需要理解复杂的统计学方法、规范的伦理原则、人工智能技术的可解释性，并进行临床实际的考量，从而使研究的成果具有较高的可信度和较强的指导性。

　　本书内容翔实，写作方式新颖，依据最新的政策、理论和前沿的临床研究技术，以要点和问答的形式编写而成，系统而全面，具有较强的指导性。从临床研究概述开始，逐步深入探讨各个环节的要点。第1章为临床研究概述，引领读者了解我国临床研究的发展现状、面临的问题、未来的发展趋势，以及在现代医学中的重要地位。第2章详细介绍了临床研究设计的要素，从不同类型的设计到随机化和盲法等核心原则，为读者构建了坚实的理论基础。第3章至第7章分别深入探讨了观察性研究、试验性研究、真实世界研究、人工智能在临床科研中的应用及临床护理研究，为读者提供了丰富的实践和案例指导。第8章和第9章则聚焦于临床试验相关问题、临床研究常用统计方法及经典案例分析。此外，本书还详细介绍了临床研究注册问题、临床研究相关伦理问题及临床科研诚信等内容，以帮助读者更好地了解临床研究过程中的规范和挑战。

　　本书编写团队由具有多年临床医学、医学统计、医学工程等专业教学经验、专业基础扎实、实践经验丰富的专家、教授组成。在查阅资料过程中，编者发现当前临床研究方法学的相关参考用书多是基于国外论著理论，可操作性与实践性较弱，而基于实践的指导用书也多由于科学技术日新月异的发展，内容的时效性不足。鉴于此，本书编者在汲取临床科研领域前沿知识的同时，结合实际案例进行解析，力求将复杂的概念以通俗易懂的方式呈现。无论是对初涉临床研究的新手，还是已有一定经验的专业人士，本书都可提供有益的启示，作为实用的工具。

　　本书为"江苏省高水平医院建设项目"和"江苏省教育科学规划项目"的成果，项目组成员付出了艰辛劳动，期望本书能够成为读者从事临床研究的宝贵指南和良师益友。在这个知识海洋的航程中，让我们一同追求真理，探索医学的奥秘，为人类的健康贡献一份力量。由于本书涉及医学、伦理、统计、人工智能等诸多领域，受编者自身知识水平的限制，未能尽善尽美，恳请各位读者批评指正。

袁　峰　张　昊

2023 年 11 月

目　　录

1 临床研究概述

1.1 临床研究概念及其特殊性

临床研究（clinical study，clinical research）是以人为研究对象，研究人体各器官、系统的发病机制，疾病的诊断和治疗、预防及其预后的规律，促进实现疾病向健康转化的一门科学。临床研究是一种科学研究方法，主要用于研究疾病的预防、诊断、治疗和护理等方面。它涉及人体，包括患者和健康人，是医学研究的重要组成部分。

临床研究的特殊性主要体现在：一方面为保障研究对象的安全性，临床研究需要科学而严谨的设计；另一方面为确保临床研究结果的真实性和可靠性，需要遵循相关伦理原则（如《赫尔辛基宣言》十大原则）和国家有关临床研究的法律法规。

1.2 我国临床研究发展现状、面临问题及发展趋势

我国临床研究起步较晚，近十年临床研究数量快速增长。中国临床试验注册中心2023年5月查询数据显示，中国临床试验注册数量在过去十年间增长了4倍多（图1.1）。

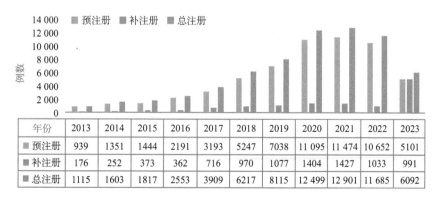

年份	2013	2014	2015	2016	2017	2018	2019	2020	2021	2022	2023
预注册	939	1351	1444	2191	3193	5247	7038	11 095	11 474	10 652	5101
补注册	176	252	373	362	716	970	1077	1404	1427	1033	991
总注册	1115	1603	1817	2553	3909	6217	8115	12 499	12 901	11 685	6092

图1.1 近十年中国临床试验注册情况

近年来，我国临床研究领域取得了令人瞩目的进展，然而与欧美等国家相比，我国的临床研究发展仍然面临着一些挑战。主要问题如下：

（1）国家有关临床研究的政策及制度不完善

我国临床研究的政策体系尚未形成完整、系统的框架。目前，各个部门和机构颁布的相关政策存在重叠、冲突甚至空白的情况，缺乏整体性的规划和协调。这可能导致研究人员在实践中面临政策解读的困扰，同时也影响临床研究的规范化。

对于临床试验的审批流程和时限，还需要进一步简化和加快。当前的审批流程相对复杂，审批时间较长，这可能阻碍了新药、新治疗方法的研发和应用。为了推动创新，需要对审批流程进行优化，提高效率，同时保障研究的安全性和质量。

知识产权保护和激励机制也需要进一步健全。在临床研究中，创新成果的知识产权保护问题常常引发关注。建立更加完善的知识产权保护和激励机制，能够鼓励研究者将更多的精力投入到创新性工作中，同时也为企业和研究机构提供更好的研发环境。

（2）我国缺少高水平的临床研究专业人才

缺少高水平的临床研究专业人才极大地限制了我国临床研究的深入发展和创新能力的提升。主要体现在以下几个方面：

多学科交叉要求临床研究专业人才共同合作：临床研究涉及临床医学、生物学、统计学、伦理学、流行病学及人工智能等多个学科的交叉，需要各领域的专业人才共同合作。然而，这种跨学科合作的模式在我国尚未得到充分发展，导致在涵盖广泛学科的临床研究中，缺乏足够的专业人才支持。

培养体系有待完善：在医学教育中，临床研究的培训偏少，专业人才更多地从事临床医疗工作，而缺少系统完整的临床研究培训。这限制了临床医生转向临床研究的能力和意愿，也造成了临床研究与实际应用之间的脱节。

人才引进回国的创新机制有待完善：近年我国在科研投入和条件改善方面有所提升，但相较于一些西方国家，仍存在差距。因此，需要完善人才引进的创新机制，提供更具吸引力的待遇、研究环境和发展机会，从而吸引更多高水平的临床研究人才回国。

加强国际合作和交流：通过建立国际合作和交流平台，促进国内外专业人才的互相学习和合作，有助于提升我国临床研究水平。

（3）临床研究资源匮乏，且分布不均匀

临床研究资源匮乏主要受研究经费不足、研究设备不完备、研究人才不足等因素的影响。临床研究需要大量的经费投入，包括试验药物、设备、人员培训等方面。然而，我国在临床研究领域的科研经费相对较少，造成了资源短缺的局面。除资源短缺外，临床研究资源分布不均匀：大城市和发达地区通常具备更多的研究机构、优质医疗资源和研究设备，而中西部地区及农村地区则面临资源匮乏的问题。这种分布不均匀的情况导致了一些地区的临床研究能力受限。

此外，我国临床研究还缺少高质量的受试者。优势临床资源的竞争和缺乏有效的与临床试验患者相关的宣传及教育导致高质量的患者资源缺乏。

（4）临床研究伦理和监管的问题

临床研究涉及人体试验，涵盖伦理、法律等多个方面的问题。近年来，我国在临床研究伦理和监管方面取得了一些进展，但仍然存在不足。加强伦理委员会的监督和指导，确保研究的科学性和合法性，是提升我国临床研究信誉的关键之一。

总之，我国临床研究取得了显著进展，但仍然面临着挑战，需要相关部门和机构共同努力，将挑战转化为机遇。

临床研究的发展趋势。

个体化医学：是临床研究的一个重要趋势。个体化医学致力于根据个体的遗传信息、生物标志物和临床特征，为每个患者提供个性化的预防、诊断和治疗策略。随着基因组学、分子生物学技术和生物信息学的快速发展，研究人员可以更加准确地了解个体差异对疾病发展和治疗反应的影响。人工智能和机器学习等技术的应用也为个体化医学提供了新的工具和方法。

精准医疗：随着人工智能和大数据技术的发展，精准医疗将成为可能。通过大规模的数据收集和分析，医生将能够预测疾病的发生和发展，从而更早地采取预防和治疗措施。此外，精准医疗还将推动药物研发的进步，使新药物更精确地治疗特定的疾病。

远程医疗：科技的迅猛发展为临床研究带来了巨大的机遇。例如，电子健康记录、远程监测技术和生物传感器等可以提供更精确和全面的数据收集方式，从而提高临床数据的质量和可靠性。未来，随着互联网技术和智能设备的发展，患者将能够在家里接受医疗服务。这不仅方便了患者，还提高了医疗的效率，使得医生能够更好地关注那些最需要帮助的患者。

多中心合作：由于疾病的复杂性和样本数量的需求，越来越多的临床研究采用多中心合作的方式进行。多个研究机构和医疗机构之间的合作可以加快研究进展，并增加研究结果的可靠性和普适性。同时，国际上跨境合作也为临床研究提供了更广阔的视野和资源。

数据共享和开放科学：临床研究数据的共享和开放科学的理念越来越受到重视和推广。通过共享数据和研究结果，可以加快科学进展，避免重复研究，提高研究效率。

临床研究在过去几十年取得了显著的进展,并展现出个体化医学、精准医疗、远程医疗、多中心合作等发展趋势。随着计算机技术的发展,人工智能被越来越多地应用于医学研究。人工智能模型的应用在数据分析、模式识别和预测等方面所展现出来的优势有助于加速临床研究进展,改善临床决策,并提高患者的治疗效果,其必将为临床研究带来更多的机遇和挑战。

1.3　开展临床研究的作用

临床研究是医学领域必不可少的一项工作,其对提高医疗保健的质量和效果至关重要。临床研究旨在评估新的医学治疗方法、药物或医疗器械的安全性和有效性,从而为患者提供更好的医疗护理服务。临床研究的具体作用主要有以下几点:

评估和验证治疗方法的有效性和安全性:临床研究通过系统的试验设计和数据分析,可以评估新的药物、手术和治疗策略的疗效,并确定其是否具有可行性和适用性。这有助于医生和患者做出基于科学论证的决策,选择最佳的治疗方法,同时减少不必要的风险和损害。临床研究为临床实践提供了关键的指导,使医生能够更加科学和准确地进行诊断和治疗,提高患者的治疗效果和生存率。

探索疾病的发生发展规律并有针对性地进行预防:临床研究通过观察和记录患者的临床表现、病程和预后,可以揭示疾病的自然史和发病机制。通过深入研究疾病的病因、发病机制及影响疾病进展的因素,有助于更好地理解疾病的本质,并为疾病的早期诊断和干预提供科学依据。这种对疾病的深入认识也为新药的研发和治疗方法的创新提供了基础。临床研究的成果有助于制定出更加精准和个体化的预防策略,减少疾病的发生,减缓疾病的进展,为人们健康水平的提升做出贡献。

改善患者的生活质量和满意度:通过研究患者的治疗反应和生活质量指标,临床研究能够评估和改进治疗方案,提高患者的生活质量,减轻疾病对其身心健康的影响。临床研究可以揭示患者的需求和偏好,为医疗决策提供更好的参考。此外,临床研究还可以评估和改善医疗服务的质量和效率,促进医疗资源的合理分配,确保患者能够获得高质量、安全和可及的医疗服务。

有利于医学知识的积累和传播:通过临床研究,可以不断积累知识和经验,推动医学的进步和创新。这些研究成果可以通过学术期刊、学术会议和教育培训等渠道传播,为医生和其他医疗从业者提供最新的科学知识,促进医学水平的提高。临床研究的成果也可为政策制定者和决策者提供重要的依据,从而推动医疗政策的改革和优化。

促进多学科的合作发展：临床研究模式已经从医务人员的个人自发研究转变为有计划、有组织的团队研究。随着临床研究模式的转变，多学科共同参与临床研究已成为目前临床研究发展的方向，这不仅从人力资源配置方面提高了研究的质量与效率，还有助于不同学科在理论、技术与方法之间的互相融合。

临床研究在医学领域中的作用和必要性不可低估。它不仅可用于评估和验证治疗方法的有效性和安全性，还有助于推动对疾病的认识和预防，改善患者的生活质量和满意度，并为医学知识的积累和传播做出重要贡献。

1.4　临床研究的一般流程

科学研究贵在提出问题，临床研究同样如此。在临床医疗实践过程中，发现问题是临床研究的起点，研究人员往往通过参考最新文献并借助临床专业知识提出问题，进而将其转化为科学问题（科学假说）。临床科学假说的确立标志着临床研究选题方向的确定，这也是未来临床研究成果大小的关键所在。此外，临床研究的流程还包括以下几个重要步骤：

临床研究设计：是临床试验的重要一步，涉及临床研究选题、研究对象的选择、试验方案的实施及数据库的建立与统计分析等诸多环节，研究人员需要明确试验的目的，选择合适的研究对象，确定研究方法和试验方案。临床研究设计就是按照科学性的一般原则针对有关临床研究问题所涉及的重要环节而制订的未来行动方案的一系列计划（详见第2章）。

设定纳入排除标准：纳入排除标准简称"纳排标准"，科学合理地制定纳排标准是临床试验方案中的一个关键点，是保证临床试验科学、顺利开展的前提。纳入标准一般指能够入组的基本条件，而排除标准应指在符合纳入标准基础上的其他不满足试验要求的特殊情况（详见第2章）。

临床研究实施：在试验实施阶段，研究人员会按照试验方案对受试者进行治疗或干预，并定期收集数据。

样本量估算：通过样本量公式、参考文献及咨询专家等方法确定合适的临床研究样本量。在保证研究结论具有一定可靠性的前提下，常需要在设计阶段估计所需的最少试验单位数（详见第3、4、9章）。

临床研究注册：所有临床试验均应注册——世界卫生组织（WHO）将临床试验的注册行为视为一种科学、伦理和道德责任与义务。在人体或取自人体的标本包括组织、血液、体液、毛发、细胞等进行的研究，包括治疗研究、病因研究、预后研究、诊断试验、流行病学研究等，无论采用什么设计方案均应注册。

中国临床试验注册中心接受在全世界实施的临床试验注册，将临床试验的设计方案及一些必要的研究信息向公众公开；将注册试验信息提交世界卫生组织国际临床试验注册平台供全球共享（详见第10章）。

伦理审查：2023年9月《科技伦理审查办法（试行）》规定，涉及以人为研究参与者的科技活动，包括以人为测试、调查、观察等研究活动的对象，以及利用人类生物样本、个人信息数据等的科技活动都应进行伦理审查。所有的临床试验都需要经过伦理审查，以确保试验的合法性和伦理性（详见第11章）。

统计分析：收集到的数据经过处理后建立数据库，然后进行统计分析与建立模型，以得出试验结果。根据研究目的采用正确的统计方法，并对统计分析后的结果进行正确的解读，这就要求临床科研人员除具备临床专业知识外，还应具备扎实的卫生统计学和临床流行病学知识（详见第9章）。

结果报告：最后，研究人员会将试验结果写成报告或论文并发表，以供其他研究人员和公众参考（详见第11章）。

以上就是临床试验的一般流程，但具体的流程可能会因为研究的类型和目的有所不同。

2　临床研究设计概述

2.1　为什么要进行临床研究设计

进行临床研究设计有以下优点：①科学安排时间，提高研究效率。②合理安排各项试验因素，提高研究质量。③控制误差，使研究结果保持较好的稳定性。④用较少的观察例数，获取尽可能丰富的信息。

总之，通过临床研究设计，可用较少的人力、物力、时间获得丰富而可靠的试验结果。

2.2　临床研究设计的基本原则

（1）对照（control）

对照是指在设立施加处理因素的试验组的同时，设立不施加处理因素的对照组。试验组与对照组除了处理因素不同外，其他条件相同或接近。设立对照应满足"均衡性"，即在设立对照时除处理因素不同外，其他对临床研究结果有影响的因素应尽量一致，这是临床研究成功的关键。对于对照是否满足均衡性的要求，可对基线资料进行均衡性检验。

（2）随机化（randomization）

随机化是指采用特殊手段，使总体或样本中每个个体发生某件事情的概率均等。随机化的核心是机会均等。在临床研究中，随机化主要应用在抽样和分组两个环节，即在选取样本和对研究对象进行分组时，通过采用随机化以防止来自研究者与被研究者两个方面主观因素的干扰，从而避免结果失真。因此，随机化可分为随机抽样与随机分组两种形式。

（3）盲法（blind）

盲法是指参加试验的研究者或受试者一方或双方都不知道试验对象被分配在哪一组，是接受试验措施还是对照措施。根据盲法设置对象不同，一般分为单盲（single blind）、双盲（double blind）和三盲（triple blind）。

（4）可重复性（replication）

可重复性是指在相同试验条件下研究结果的一致性，借此评价临床研究的科学性和可靠性。重复在统计学上的主要作用在于控制和估计试验中的随机误差。

2.3　临床研究设计的基本要素

（1）研究因素（或处理因素）

研究因素（或处理因素）是由外部施加于研究对象或研究对象本身具有的因素，是指研究者希望着重研究和考察的因素，如物理因素、化学因素、生物因素及个体因素（年龄、性别、遗传等）等。

（2）研究对象（或受试对象）

临床研究以人为研究对象，包括患者和健康人，即处理因素所实施的对象。根据研究目的，确定目标人群（总体）的特征，选择有代表性的研究对象。

（3）结果效应（或试验效应）

结果效应（或试验效应）是指将处理因素施加于研究对象并经过一定的时间，研究对象产生的各种反应及表现。这些反应可以是主观的，也可以是客观的，应尽可能选择客观指标和容易检测及分析的指标。

2.4　临床研究中如何设定纳排标准

科学合理地制定纳排标准是临床研究至关重要的一步。纳入标准是纳入研究对象必须满足的条件，排除标准是用来剔除满足纳入标准但不适合进入研究的个体。因此，排除标准并非纳入标准的对立面，两者不是"互补"关系，而应以纳入标准为主，确定研究主体，以排除标准为辅，排除研究主体中会干扰结果的个体，纳入标准与排除标准的关系如图2.1所示。

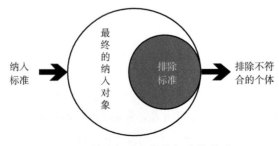

图2.1　纳入标准与排除标准的关系

（1）纳入标准（inclusion criteria）

在明确诊断标准的基础上，按照研究设计和科学假设，以及暴露或干预因素研究以达到的目的，制定符合研究课题要求的纳入标准。制定纳入标准应注意：一般比较宽泛、简明扼要，可获得研究结果的可外推性；符合研究目的、应答良好的对象，容易得出期望结果，通常包括诊断信息和人口学特征；限定关键混杂因素，使样本相对均一性较好；尽可能选择新病例、短病程，以减少偏倚；遵循伦理学要求如年龄、妊娠等因素。

（2）排除标准（exclusion criteria）

为提高研究结果的可靠性，只有纳入标准还不能更好地控制临床上各种非研究因素，因此应根据研究目的及干预措施的特点，制定相应的排除标准，使研究对象处在同一基线上，以便能真实反映研究因素的效应。制定排除标准应注意：可通过伦理学、技术性、严重干扰因素、依从性进行排除；合并其他疾病、重要脏器功能异常、依从性差、妊娠/哺乳等不适宜纳入的特殊人群，具体的内容应围绕研究目的来确定；应权衡患者的获益与风险，如严重不良反应事件等。

2.5　在临床研究中为什么要设立对照组

对照组是指与研究组的研究结果形成对照的观察对象的组合。设立对照组及保持组间的均衡性，是排除混杂因素对研究结果产生影响的主要手段。

注意事项：

1）对等：除研究因素外，对照组具备与研究组对等的一切因素或者两组除研究因素不同外，其他所有因素都是等同的。

2）同步：对照组与研究组建立之后，在整个研究进程中始终处于同一空间和同一时间。

3）专设：任何一个对照组都是为相应的研究组专门设立的。不可以借用他人或其他文献记载的资料作为本次研究的对照组。

2.6　在临床研究中为什么要随机化

对于随机抽样得到的代表样本，需要根据研究目的对其进行分组，比较不同干预措施的效果，这一步随机化被称为随机分组。

适当应用随机化方法至少可以带来三个主要益处：

（1）消除或降低偏倚风险

减少选择偏倚和混杂偏倚是随机化最重要的目的。在临床随机对照试验中，随机化通过避免选择偏倚和混杂偏倚形成相对无偏倚的比较组，从而避免各种有意或无意将某个特别的患者纳入某一组，继而接受期望的某种干预措施。随机化是小或中等效果研究的最好研究设计。

（2）为后续盲法的开展提供基础

随机分配之后采用盲法可以减少偏倚，但如果研究者采用非随机化方案分配治疗方法，那么盲法就难以开展，甚至是不可能的，这样不利于研究者、参与者和评估者准确评估治疗方案的疗效。

（3）引入概率论来解释结果

允许用概率来表示各治疗组之间的结局差异，如果不能用选择偏倚、信息偏倚和混杂因素来解释，那可能仅仅是由机遇造成的。

2.7　在临床研究中为什么要施行盲法

如果不设盲，由于研究者或受试者对试验的信赖或受试者对研究者的信任，在填写或记录某些受主观因素影响较大的指标值时，就可能出现先入为主的观念。

研究者角度：当一个研究者知道受试者所接受的是试验药物时，可能对受试者的治疗情况倍加关心，如增加检查的频度，甚至护理人员也会格外关心该受试者，他们的这种做法很可能会影响受试者的态度，从而不知不觉地影响观察指标的真实性。

受试者角度：当受试者知道自己所用的是对照药物或安慰剂后，也会产生心理影响，妨碍或干扰与研究者在临床研究上的配合，造成偏倚。

评价者角度：在非盲试验中，研究者和参与试验效应评价的研究人员最好不是同一个人。如果负责评价的研究人员在评判过程中始终处于盲态，就能使偏倚控制在最低限度。

2.8　临床研究设计均衡性的原则

总原则：除研究因素外，其他可能影响试验效应的因素均应尽可能相同或相似，即具有相同的背景或具有可比性。

相同：如性别相同或性别比相同。

相似：如同一观察对象身体的左侧与右侧，或试验前与试验后，以同窝动物做配对设计等。

接近：如病型相同，病情相同或轻、重病情者之比接近等。

2.9　如何评价临床研究设计中均衡性的质量

临床研究设计中关于均衡性的质量评价包括4个方面。①理想设计：组间均衡性好，组内均衡性也好。②较好设计：组间均衡性好，组内均衡性差。③不好设计：组间均衡性差，组内均衡性也差。④错误设计：组间均衡性差，组内均衡性好。

总之，研究设计只有保持良好的组间均衡性才能进行组间比较；至于组内均衡性，只有在确保组间均衡性的前提下予以适当控制，这样才有意义。

2.10　临床科研中的终点指标是什么

临床科研中的终点指标又称结局指标，通俗来讲，就是研究者在开展临床研究之前就确定下来的，用于评估临床试验中不同药物或其他干预措施对患者的有效性和安全性的一些观察指标。

2.11　为什么要设立终点指标

就像在马拉松比赛中需要设置起点和终点，是为了引导比赛者在什么地方开始比赛及在什么地方结束比赛，临床研究也需要设置合适的终点指标，以便于判断受试者是否出现终点结局。试验药物或干预措施是否有作用、具有什么样的作用，主要从结局指标的数据分析推断而来，且采用不同的结局指标可能会得出不同的结论。由此可见，在制订临床试验方案和统计分析计划时，需要对终点指标进行明确的定义并阐明可靠的依据，在试验过程中不允许随意修改。

2.12　临床研究主要指标与次要指标的定义及关系

在临床研究中，根据研究目的，终点指标可分为主要指标和次要指标。其中，主要指标又称主要终点指标或目标指标，通俗来讲，就是与临床试验所关注的主要研究目的直接相关、能够确切反映药物或其他干预措施有效性或安全性的观察指标。研究者应该选择易于量化、客观性强、重复性高，并在相关研究领域已有公认规范和标准的指标作为主要指标。在临床试验过程中，不建议对主要指标进行修改，如果特殊情况下必须做出修改，那么应该在充分论证的基础上谨慎行事，并在揭盲前完成。

　　与主要指标相对应的就是次要指标，也称次要终点指标，是与试验主要研究目的相关的支持性指标，或是与次要研究目的相关的效应指标。与主要指标一样，在试验方案中同样需要预先定义次要指标，并说明它们的相对重要性及在解释试验结果时的作用。

　　在探索性临床试验中，主要指标和次要指标的结果均可作为进一步临床试验设计的线索。但在验证性临床试验中，只有当主要指标有统计学意义时，次要终点指标的统计分析结果才有参考价值。因此，在统计学分析过程中，即使主要指标在各组间没有显示出统计学意义，也要继续对次要指标进行分析，但是其分析结果只能被认为是支持性或探索性结果。

2.13　为什么要进行样本量的估算

　　在临床研究中，样本量大小至关重要，样本量过多，受限于客观条件，研究难以完成；样本量过少，不具有代表性，可重复性差，检验效能低，容易出现假阴性结果。具体表现为以下几个方面：

　　1）在临床研究中，样本量越小，其抽样误差越大。

　　2）若样本量不足，则可重复性差，检验效能低，不能排除偶然因素的影响，其结论缺乏科学性、真实性。

　　3）若样本量过大，则试验条件难以严格控制，容易造成人力、物力和时间浪费。

　　4）在保证某个临床试验/临床研究的结论具有一定科学性、真实性和可靠性的前提下，确定某研究所需的最小观察例数。

2.14　有哪些因素影响样本量的估算

　　1）Ⅰ类错误率与Ⅱ类错误率：Ⅰ类错误率与Ⅱ类错误率越高，所需样本量（ n ）越小。

　　2）指标间差值：差值（ d ）越大，所需样本量越小。

　　3）指标变异度越小，所需样本量越小。

　　4）相关程度：在相关资料中，相关程度越高，所需样本量越小。

　　5）研究设计质量：设计的均衡性越好，样本量越小。

　　6）设计方法：较好的临床研究设计方法可以减少所用样本量，如以配对设计取代2个独立组比较的设计、以回归设计取代单因素设计等。

7）各组例数分配：各组例数相等，统计效率最高，所需总的样本量（n）为最小，如2个组的样本含量分别为5和45时，其统计效率仅相当于各组样本量分别为9和9；如3组各取 n 为20、12和6，与每组取10的统计效率相同。

8）数据资料类型相关：定量数据所需样本量最小，其次是等级数据，定性数据所需样本量最大。

3 临床研究中的观察性设计

3.1 什么是观察性研究及其类型

观察性研究是指研究者不对被观察者的暴露情况人为加以干预，而是通过现场调查分析的方法进行临床研究。

观察性研究设计分类（图3.1）：

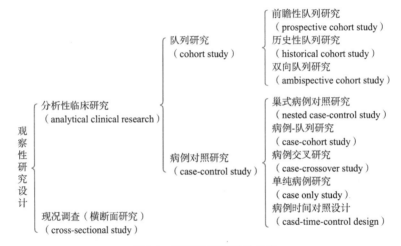

图3.1 观察性研究设计分类

3.2 什么是横断面研究

横断面研究也称为现况调查，是按照研究目的等研究者设计的要求在一定时间和空间范围内应用普查或抽样调查的方法收集特定人群的基本情况、健康信息，描述疾病及其可能影响因素的分布特征，包括时间、空间及人群三间分布，通常调查在某一时间点或一个很短的时间段内完成，研究的既不是过去的情况，也不是未来的情况，而是调查时间点的特征，故名横断面调查。

横断面调查中应尽可能对所有的研究对象同时进行调查，所以调查持续时间很短，否则可能导致研究中某些样本的特征发生改变，使其丧失与其他样本的可比性，不利于研究结论的总结和结果的解释。

横断面调查是流行病学研究的线索来源与基础，是解释暴露与疾病因果关系过程中的起点，为研究的纵深提供病因学假设。对于临床医生，接诊新患者时可根据横断面调查的结果来预测患者最有可能患的疾病；对于卫生行政部门，横断面调查的意义在于为政策制定提供科学依据，从而为某种疾病分配足够的医疗资源。

另外需要指出的是，横断面研究不能提供发病率信息，而仅能提供患病率信息。发病率与患病率的不同在于发病率强调的是新发患者，而患病率强调的是调查时间点上包括新老患者在内的所有患者。横断面研究由于并未采取随访的措施，因此无法确定患者是否为新发，仅能确定这一时间点上所有的患病情况，这成为横断面研究的一个不足之处。

横断面研究的应用主要集中在以下几个方面：

1）描述疾病与健康水平的分布：是横断面研究的主要目的，描述健康情况或疾病状态的三间分布，以探索疾病与环境因素、人群特征及其他因素的关系，发现新发疾病、高危人群等，为疾病防控提供科学依据。

2）发现病因线索：横断面研究是病因研究的开始，是分析流行病学研究的基础，可以用来明确病因假设。

3）用于疾病二级预防：利用普查或筛查手段可以实现早发现、早诊断和早治疗。

4）用于疾病监测。

5）用于疾病防治效果、医疗卫生措施的效果评价：在采取某种防治措施后，进行多次横断面调查，收集暴露与疾病的情况，类似于队列研究，根据每次调查患病率的差别，评价疾病防治措施的效果。

6）为卫生政策和医疗资源合理配置提供科学依据：评价一个地区卫生医疗水平、疾病谱及健康状况，或者为社区卫生规划及卫生行政部门的政策制定提供依据。

3.3 横断面调查的常见研究类型

（1）普查（census）

在特定范围、特定时间对符合某种特征要求的全部人群中的每一个人进行调查称为普查。一般来讲，小规模普查应在数天至1周内完成，大规模普查也可在2～3个月完成，如全国人口普查。

普查的应用场景包括：①了解整个人群中某种疾病的流行情况、人群的整体健康水平，为制定防控措施提供依据，如高血压、糖尿病等慢性病及新型冠状病毒感染等新发传染病的流行暴发情况；②早发现、早诊断、早治疗某些疾病，提高治愈率，减少后遗症，改善生活质量，如某些消化道癌症筛查；③了解人体生理指标的正常值范围，制定检验参考值，如白细胞计数的参考值。

（2）抽样调查（sampling survey）

通过随机抽样的方法，按照一定原则抽取特定时间段、特定范围人群的代表性样本进行调查，以样本的统计量来推算总体参数的特征称为抽样调查。遵循随机化原则，每个样本被抽中的概率相同，然后以局部估计总体，以小见大。如果研究目的不是疾病的早诊早治，而是探索疾病分布规律和流行强度，则可使用抽样调查的方法进行横断面调查。

抽样调查的应用场景包括：①有时由于客观条件所限，不可能进行普查，只能使用抽样调查，如无限总体等情况；②了解健康相关状况的分布特征，衡量一个地区的卫生水平；③普查的质量控制。

3.4　普查的优点与缺点

（1）普查的优点

①调查全部人群，没有抽样的步骤，所以也就没有抽样误差；②能够发现全部病例，患病率准确无误，并能及时给予治疗；③一次能调查多种疾病、多个暴露因素的分布情况，没有伦理学问题；④所获得的资料能完整反映疾病三间分布，掌握疾病特征；⑤在调查同时能给群众普及相关疾病知识。

（2）普查的缺点

①同队列研究一样，对于患病率低且无简便易行检验方法诊断的疾病不适用；②耗费极大的物力和人力，不经济，对后勤保障要求很高；③因研究对象外出、调查者疏忽等原因，实际应用中可能存在漏检，工作量大导致调查者难以始终保持严谨的态度和细致问询，准确率有时甚至不如抽样调查；④质量控制困难，需要大量的调查人员，难以保证所有调查者的水平均一，使结果难以标准化。

3.5　抽样调查的优点与缺点

（1）抽样调查的优点

①大幅节省人力物力；②由于工作量不大，调查较细致，精度高，可经常进行；③周期短、时效性强；④数据质量高，科学设计的抽样调查效果可匹敌普查。

（2）抽样调查的缺点

①设计、实施和数据分析复杂；②存在抽样误差，不适用于内部变异过大的总体；③不适用于患病率过低的疾病，如果研究要求至少抽取总体数量的75%，则普查更为合适。

3.6　如何处理横断面研究的偏倚

横断面调查的偏倚主要有三类：选择偏倚、无应答偏倚和信息偏倚。

（1）选择偏倚

选择偏倚主要是指选择的样本具有偏向性，不能代表总体。有时具有均等抽样机会的总体并不完全等于所要研究的真正总体，就会产生选择偏倚。

产生选择偏倚的主要原因：①用作抽样的总体并没有完全覆盖所要研究的真实总体，这种情况不易被发现；②用作抽样的总体中混入了所要研究真实总体以外的个体；③抽样总体与真实总体中的个体单位并非一一对应，多存在于系统抽样中，如果抽样总体中每隔一段距离恰好具有某种规律，而系统抽样的间距恰好是这个距离的整数倍，则可能存在偏倚；④使用分层抽样或整群抽样时，掌握的辅助信息不够充分，导致分组不准确。

选择偏倚的控制方法包括确保抽样总体与真实总体尽量一致，严格遵守抽样要求，确保完全随机化。

（2）无应答偏倚

无应答偏倚指入选样本的观察对象因为各种原因没有提供自身相关信息给调查者造成的偏倚，包括两种情况：完全无应答偏倚和部分无应答偏倚。完全无应答指被调查者因中途反悔、调查时外出等原因没有被调查到。部分无应答指由于调查者粗心大意漏问问题，或者问卷涉及一些敏感性问题而问卷又采用自答方式而拒绝回答。若由于疏忽等"无意"的原因，一般不会造成数据上的实质性偏倚，而由于故意不回答等造成的"有意"原因，则会造成估计偏倚。

对于无应答偏倚，控制的方法包括：①要给予被调查对象足够的知情权，详细讲解本项研究的目的和意义，确保研究对象从心里认可此项研究；②科学组织调查工作，调查前要告知被调查者具体的时间、地点、持续时间等，最大限度地预见问题；③对于已造成无应答的敏感性问题，应强化询问技巧，加强特殊培训，了解被调查者心理；④对于无应答的问题，对被调查者进行追踪并多次询问是一种有效的手段；⑤对于使用以上措施仍无应答的被调查对象，可使用替换手段，但此方法不宜作为常规手段使用，以防产生选择偏倚。

（3）信息偏倚

在研究阶段获取信息时产生的系统误差称为信息偏倚。信息偏倚的来源包括：①调查者粗心大意，如误填、漏填，或者调查者没有经过充分的培训，对研究的目的和调查的问题未准确理解等；②被调查者引起的偏倚，如记忆混乱、遗忘造成的回忆偏倚，敏感性问题导致被调查者不愿提供真实情况引起的报告偏倚，其中由于报告偏倚是有倾向性的，会造成较大偏倚；③由仪器不准确、实验操作不熟练或不正确、实验环境发生变化所导致。

避免信息偏倚的方法：加强调查者培训、考核，统一认识；消除被调查者的顾虑，强调保护个人隐私；使用信息化手段进行质量控制，发现逻辑问题；调查前对实验设备进行严格检查，定期校验，使实验标准统一，实验操作人员经培训上岗等。

3.7　横断面研究的优点与缺点

（1）优点

横断面研究具有方便、快捷、经济的特点；合理的抽样调查设计使随机抽取的样本具有较强的代表性，可将研究结论较好地推广到总体；横断面研究的所有被调查者信息是同时收集的，只有在数据分析时才进行亚组分析，因此亚组间可形成自然的同期对照组，使两组样本齐同可比；横断面研究一次可同时调查多种因素，也是分析性研究的基础。

（2）缺点

横断面研究最大的缺点是无法建立疾病与暴露的因果关系，只能反映调查当时被调查者健康状况，无法确定先后关系；除个别重复调查或暴露因素不随时间改变的研究外，多数情况下，横断面研究只能计算患病率，不能得到发病率数据；横断面设计也不适用于罕见病研究；另外，横断面调查时，有些患者可能正处在疾病前期尚未发病，有可能被误分到正常组，从而降低群体的患病水平。

3.8　队列研究的原理

队列研究的原理：根据是否暴露于某因素或者不同的暴露水平将研究对象分成两组或多组，随访观察一段时间，追踪研究结束时预期结局的发生情况，比较各组预期结局的发生率，据此评价所研究因素与结局的关系。如果暴露水平越高的组结局事件发生率也越高，则可以推断该因素与结局存在因果关系（图3.2）。当然，各暴露水平分组除了研究因素外，其他特征应尽可能相同方具有可比性。

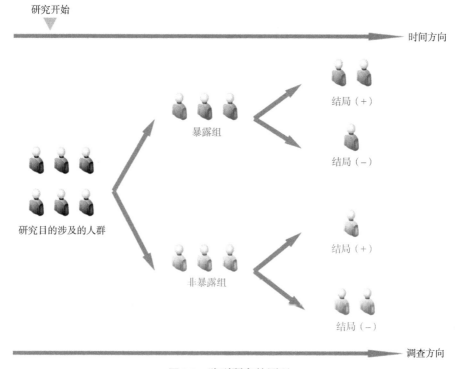

图 3.2　队列研究的原理

【案例】　关于吸烟与肺癌关系的队列研究：研究者选择了500名年龄在40～60岁的人群作为研究对象，其中250人吸烟、250人不吸烟。研究者根据吸烟情况将研究对象分为两组：暴露组（吸烟者）和非暴露组（不吸烟者），并随访观察10年。在随访期间，研究者记录了每个研究对象是否患肺癌。结果显示，暴露组中有50人患肺癌，而非暴露组中有20人患肺癌。通过计算，研究者发现吸烟者患肺癌的风险是非吸烟者的2.5倍。

3.9　队列研究的衍生类型

依据进入队列和资料获取时间的不同，队列研究可以分为前瞻性队列研究、历史性队列研究和双向性队列研究。

（1）前瞻性队列研究

前瞻性队列研究即狭义的队列研究，也是队列研究的基本形式，调查者在研究开始时选择研究对象并根据暴露情况进行分组，测量反映每个研究对象的结局的特征变量，随访一段时间后再次测量结局特征变量，观察指标的变化情况。此种类型队列研究的特点是研究开始时结局尚未出现，而是需要一定的时间，另外由于研究者全程随访，研究偏倚也较小。但传统队列研究也有很多难以克服的缺点，如样本量需求很大，观察时间长、花费多，可行性相较其他类型稍差。相较于连续性结局变量，更适用于二分类结局变量。

（2）历史性队列研究

历史性队列研究追溯"过去"某个时间开始时的暴露情况，对过去暴露人群与非暴露人群进行调查比较，其队列组建、基线数据测量及随访均发生于过去。虽然研究收集暴露于结局资料的方法是回顾性的，但都是由"因"及"果"的，仍属前瞻性研究。

【案例】 研究过去50年中某一城市的空气污染对居民寿命的影响。研究者可以从公共记录、医疗记录或其他来源获取数据，然后根据空气污染的程度对人群进行分类。再追踪这些人的健康状况，并收集关于他们寿命的信息。这里寿命信息即结局事件。

由上可知，这种类型通常仅在其他研究项目纳入的队列具有富余的观察变量数据可供新研究使用时才具有可行性，如电子病历数据库，患病资料与记录准确和完整是使用这种研究的先决条件。历史性队列研究除了具有前瞻性队列研究的部分优点外，由于在研究开始时基线测量已完成，随访已开始，因此相较于前瞻性队列研究，相对节约时间、花费较低。但若变量数据不够丰富，则可能存在不完整、不准确的情况，资料收集阶段未受研究者控制，偏倚相对较大。

（3）双向性队列研究

通俗地讲，这种队列研究是先用回顾性队列研究观察到"现在"，然后再使用前瞻性队列研究继续观察。

【案例】 研究一种暴露因素短期内可能对肝脏造成的损害，并且长期作用可能导致肝癌。如果希望同时评估这种暴露因素对肝脏的短期和长期影响，那么就可以考虑进行双向性队列研究。首先，在回顾性队列研究中，可以收集过去一段时间内的人群数据，观察该暴露因素与肝损害之间的关系。然后，在前瞻性队列研究中，继续追踪这些人群，观察该暴露因素与肝癌之间的关系。

可见，双向性队列研究具有两种类型研究的优点，并互相弥补了彼此的不足，更适用于研究既有短期效应又有长期效应的暴露因素。如果使用回顾性病例对照不能满足研究要求，还需要继续向后观察一段时间，则可以选择此种研究。

3.10 队列研究中如何采用PASS软件进行样本量估计

PASS是Power Analysis and Sample Size的缩写，由Jerry开发，目前已成为学

术界较为权威的样本量估算软件，该软件界面友好，功能齐全，操作简便。

在队列研究中，估算样本量需要预先了解结局事件在暴露组和对照组中的发生率，可通过查阅文献或预调查获得。

【案例】 某医生采用队列研究的方法评价某药物预防脑卒中再发的效果，从文献中得知不用药者再发概率为23%，用药者再发概率为10%，在设$\alpha=0.05$，$\beta=0.1$的条件下，求样本量。

首先打开PASS（图3.3），然后分别点击Proportions —Two Independent Proportions —Test（Inequality） — Test for Two Proportions。

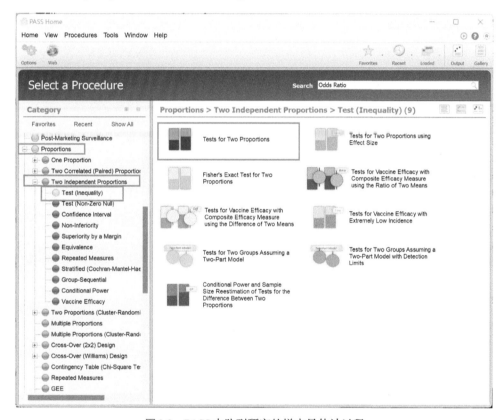

图3.3 PASS中队列研究的样本量估计过程

进入具体的参数设置页面（图3.4）。这里需要注意的选项及其中文含义已用橘色字标出。其中P_1和P_2分别为暴露组和对照组中的结局发生率，此处分别为0.1和0.23。

点击左上上角"Calculate"，继而获得结果（图3.5），N_1、N_2、N分别为两组的样本量170及总样本量340。

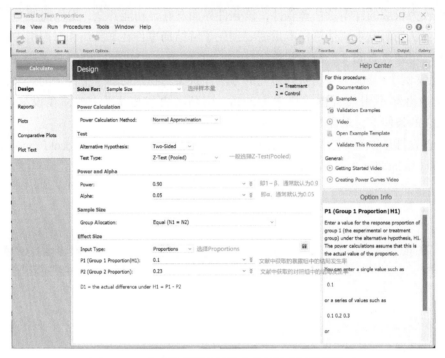

图3.4　PASS中队列研究的样本量估计参数设置界面

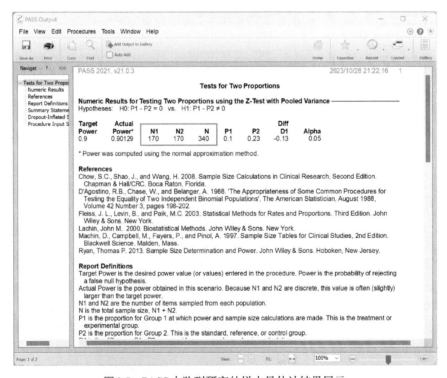

图3.5　PASS中队列研究的样本量估计结果展示

3.11 队列研究中RR值的含义及假设检验方法

相对危险度（relative risk，RR）是反映暴露与疾病关联强度的指标，是暴露组与对照组发病率之比，表示暴露者易患某病的程度。

$$RR = \frac{a/n_1}{c/n_0}$$

式中，a/n_1 和 c/n_0 分别表示暴露组与对照组的发病率。

因此，RR表示暴露组发病的危险是对照组的倍数。当RR=1.0时，表明暴露组与对照组发病危险相同，因此暴露因素与疾病结局没有关系；当RR＞1.0时，表示暴露组危险程度更大，则暴露因素是危险因素，会增加疾病发生的危险；当RR＜1.0时，则正好相反，表示对照组的危险程度更大，则暴露因素是保护因素，会降低患病的风险。日常使用时，一般认为RR在0.9～1.0或1.0～1.1时无关联，0.7～0.8或1.2～1.4时有弱关联，0.4～0.6或1.5～2.9时有中度关联，0.1～0.3或3.0～9.9时有强关联，＜0.1或≥10.0时有非常强的关联性。

另外需要注意的是，上面计算RR的公式是一种点估计，若考虑抽样误差的存在需计算其可信区间，可用下面的公式计算，然后求反对数即得：

$$\ln RR \ 95\%CI = \ln RR \pm 1.96\sqrt{Var(\ln RR)}$$

作为抽样研究，队列研究同样受到抽样误差的干扰。因此，当发现暴露组与对照组的发病率有差别时，应进行假设检验。若样本量较大，样本率的频数分布近似正态分布，即可采用正态分布 u 检验的方法进行检验。若样本率相对较低或样本量本身较小，可采用二项分布或泊松分布。当然，对于四格表数据也可以采用 χ^2 检验或Fisher精确概率法。

3.12 队列研究的优点与缺点

（1）优点

1）由于是前瞻性研究，结局发生及效应强度均由研究者亲自观察得到，所以数据较为可靠，不存在回忆偏倚。

2）暴露组与对照组的患者在入组时均未发病，都是新发病例，因此可以直接计算发病率及RR、归因危险度（AR）等反映疾病危险关联的指标，可以初步检验危险因素与疾病的因果关系。

3）队列研究可以同时对暴露因素所致的多种疾病进行观察，还可研究疾病的自然史。

2

（2）缺点

1）所需时间长、工作量大、费用高，后续工作艰巨。

2）因需要巨大样本量且工作量大，不适用于发病率很低及潜伏期长的疾病。

3）被调查者不易保持依从性，易产生各种各样原因的失访。

4）随访过程中易引入未知变量而影响结局发生，使资料分析复杂化。

3.13　如何处理队列研究的偏倚

队列研究的常见偏倚有选择偏倚、信息偏倚和混杂偏倚。

（1）选择偏倚

研究人群若不是一般人群（总体人群）的一个无偏代表，或者暴露组与对照组的一些主要特征不一致，就会导致选择偏倚。在研究设计中会尽量保证两组的均衡性，但由于各种原因，如没有严格遵守纳排标准、被调查者拒绝参加、他人代替或档案丢失等，就很难保证两组原有的均衡性，造成选择偏倚。而避免选择偏倚只能从提高研究对象的依从性入手，并对调查得到的资料妥善保管，对资料进行数字化存储，多重备份，把选择偏倚控制在一定范围内。

队列研究最常见的选择偏倚是失访偏倚。队列研究的随访期越长，失访的可能性越高。随访期间难免存在研究对象搬家、随访时恰好外出、死于非预期的疾病或不愿继续合作等情况，这些都可导致失访。若暴露组与对照组的失访率接近，或失访后两组基本特征仍相同，则可以基本认为失访对结果无影响，否则应慎重解释结果和推论。目前的共识认为失访样本量尽量不要超过总研究样本量的10%，若失访率超过20%，通常认为研究效能或证据强度将出现明显下降。

对于失访偏倚，控制的方法包括：①对随访人群采取知情同意措施，要详细地将研究的目的、意义与主要流程告知研究对象，取得他们的支持，一定要征得其同意后再将其加入队列；②计算样本量时，将失访率考虑在内，扩大原有样本量的10%；③加强调查者的业务培训，尤其应注重培训调查者的语言技巧及措辞，对于随访时发生的困难要及时解决，并随时监测失访率；④资料整理时发现数据缺漏项要及时补查，分析数据时应进行均衡性检验，并在撰写调查报告时详细报告失访的情况，讨论其影响。

（2）信息偏倚

测量与收集资料的方法出现问题导致的偏倚称为信息偏倚。暴露因素有无及程度判断不明确是导致信息偏倚的主要原因，故又称为错分偏倚（misclassification bias）。另外，疾病误诊和检验结果的误差也可能导致偏倚，尤其是缺乏特异性检查时更是如此，造成信息偏倚的原因还包括人为记录错误、询问技巧缺乏、诊断水平低等。因此，应加强数据检测，采用盲法，加强资料质量控制，提高询问技巧，增强调查者责任心，从调查者、被调查者、调查方法三方面采取措施。

（3）混杂偏倚

混杂因素既与所研究的疾病有关，会影响疾病的发生和发展，也与暴露因素有关。符合这些条件的因素会导致各组特征分布不均，造成的偏倚即混杂偏倚。性别、年龄通常可以被认为是混杂因素。

减少混杂偏倚的做法通常是在对照选择上采用匹配手段，可保证重要变量的可比性，严格遵守随机化原则，在数据分析时采用分层分析、多因素分析、计算标化率等也是减少混杂偏倚的有效手段。

3.14　病例对照研究的原理

病例对照研究的基本原理：选定患有某病的病例组和可比的非病例组（对照组），利用病历资料、健康检查资料等历史数据，回顾调查两组暴露于某可疑因素的情况及程度，比较两组之间暴露差异是否有统计学意义，以推断该可疑因素与疾病之间是否存在关系，继而确定该可疑暴露因素是否是疾病的危险因素，达到检验疾病病因假说的目的。其原理示意如图3.6所示。

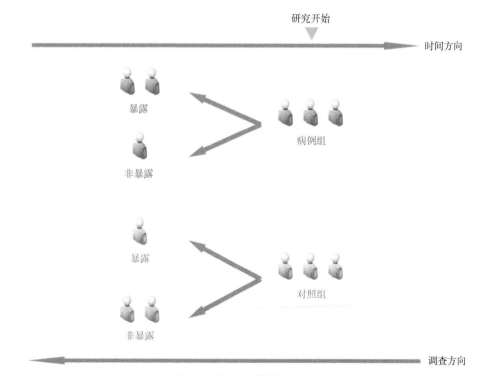

图3.6　病例对照研究的原理

【案例】 关于入伍新兵骨密度现况调查及影响因素的病例对照研究：招募2079名入伍新兵，分成两组，其中1149名骨密度低下（病例组），930名骨密度正常（对照组）。通过收集所有参与者的膳食营养、生活方式及习惯等情况，采用逻辑回归分析，计算每个因素与骨密度低下风险之间的比值比（OR）。研究显示，高动物性膳食（OR=3.435）、每日上网时间过长（OR=1.246）是骨密度的危险因素，饮用乳制品（OR=0.296）、运动时间长（OR=0.549）是骨密度的保护因素。

3.15 病例对照研究与历史性队列研究的区别

病例对照研究与历史性队列研究在原理上存在本质的不同。

历史性队列研究虽然是根据过去的资料进行研究，不需要在研究过程中多次随访，但其仍然属于队列研究，是在过去的时间里选择一个特定人群，收集这个人群的暴露信息，然后在现在的时间观察不同暴露人群发生结局事件的差异，相比普通队列研究只是少了多次随访的步骤，其他并无大的区别，仍然是"由暴露到疾病"，即前瞻性研究。

而病例对照研究首先识别已经发生某种结果（如患病）的病例群体，然后再识别一个与之相匹配的无该结果的对照群体，然后回顾性比较两组人群的暴露情况。病例对照研究是"由疾病到暴露"，属于回顾性研究。

3.16 病例对照研究中病例与对照常见匹配方法

常见匹配方法包括频数匹配与个体匹配。

频数匹配应估计出所匹配变量每一层的样本量，然后从备选对照总体中选择对照样本，不一定要求绝对数相等，而是要求每层比例相同。如病例组中男女比例各50%，则对照组中也应接近50%，并进行统计学检验，使差异没有统计学意义。

以病例和对照个体为单位进行匹配称个体匹配，即为每一个病例配上一个或多个对照。一般个体匹配不超过1∶4，否则在增加工作难度的同时，流行病学效率反而降低。个体匹配在匹配定量指标（如年龄）时，可以先设定一个对照与每个病例的年龄差异范围，该范围可根据匹配难度确定，但是范围越宽，两组的可比性越差，会导致较大的残差混杂，达不到匹配应有的效果。

3.17　病例对照研究的衍生类型

（1）巢式病例对照研究

巢式病例对照研究是将队列研究与病例对照研究相结合的一种双向研究设计。在队列研究的基础上，收集暴露信息及有关资料，确认队列随访期内发生的病例数，选取其作为病例组，并在同一个队列中选取对照组，进行病例对照研究。

例如，假设研究吸烟对肺癌的影响。首先进行一个大型的队列研究，其中记录了成千上万人的吸烟习惯及其他相关信息。然后，在研究进行的过程中追踪这些人的健康状况，记录他们是否患肺癌。当一个人被诊断为肺癌后，再对其进行详细的回顾性调查，以获取其在队列研究开始时（即基线时）的吸烟习惯等信息。接着再选择队列研究中的另一个人，他的吸烟习惯与病例完全匹配（即他们有相同的吸烟习惯），并且他还没有患肺癌。最后将病例和对照的吸烟习惯等数据收集起来，比较他们的吸烟习惯对肺癌风险的影响。

所以巢式病例对照研究需要在队列开始阶段储存生物样本、影像等信息用于未来疾病结局发生时的病例对照分析，另外研究者确定的队列数量应该可以获得足够的样本量以分入病例组，并且每个研究对象要记录进入队列的日期。然后要定义研究结局发生的标准，研究者确定队列中发生终点事件的病例组，接着采用匹配或非匹配的方式在没有发生终点事件的对照中抽取对照样本。最后在已经储存的生物样本或医疗记录中收集两组与疾病相关的可疑危险因素并进行比较。

巢式病例对照研究保留了队列研究的所有优点，也避免了传统病例对照研究从不同总体中选择病例和对照所带来的偏倚。但其仍然属于观察性研究，所以可能会受到混杂因素的影响。

（2）病例-队列研究

病例-队列研究是在研究开始时，从队列中随机选择一组样本作为对照；观察结束时，总体中出现的目标疾病的所有病例作为病例组，将两组纳入研究。这种研究的优势是可以同时研究数种疾病。

与巢式病例对照研究类似，其也是将病例对照研究与队列研究相结合，但病例-队列研究与巢式病例对照研究的不同之处在于：①因为是队列随访，所以对照组中可能发生被研究的疾病。在同时研究多种疾病时，有些个体既可能为病例，也可能同时为其他疾病的对照。②病例-队列研究的对照组与病例组不进行匹配。③对照在病例发生之前已经选定，而巢式病例对照研究的对照是在病例发生以后选定。

（3）病例交叉研究

病例交叉研究主要针对暴露产生的短期急性效应，遵从的中心思想：如果暴露与某短期结局有关，那么在接近该结局发生前的一段时间内，接触该暴露的剂量和频率应比结局发生前更远一段时间内更高。

病例交叉研究也存在病例组和对照组，和其他研究不同的是，其采用自身对照，即病例和对照的信息均来自于同一个体。病例部分被定义为结局发生前很短时间的"危险期"，对照部分被定义为"危险期"以外（之前）的一段时间，然后将病例部分与对照部分的暴露进行比较。这种设计可以排除很多基线混杂因素的影响，也比较节省费用。如研究某种药物的短期中毒效应，可以比较中毒前5分钟与前24小时研究对象的药物摄入情况，若该药物和中毒结局确实存在联系，则应能观察到前5分钟的服药剂量明显大于前24小时的摄入剂量。

（4）单纯病例研究

单纯病例研究主要用于评价基因与环境的交互作用，其要求基因型与环境暴露相互独立，即外部因素的改变不会对个体基因型产生影响，另外所研究的疾病患病率应较低。

单纯病例研究的主要内容：调查某一患者群中每一个成员的环境暴露资料，收集患者基线资料、混杂变量等，采集患者生物样本，采用DNA检测技术调查患者基因型。按照有无该基因型对患者进行分组，以存在该基因型患者为病例组，不存在该基因型的患者为对照组，其余处理方式同普通病例对照研究。

（5）病例时间对照设计

病例时间对照设计是病例交叉设计的延伸，病例交叉设计克服了各种基线混杂因素的影响，但其只能应用于短期暴露结局效应的研究，无法研究暴露因素随时间变化的情况。病例时间对照设计对病例组和对照组分别进行多次观察，以消除时间混杂因素的影响。

3.18 病例对照研究中如何采用PASS软件进行样本量估计

使用PASS软件进行病例对照研究样本估计时，至少需要预先了解病例组和对照组中可疑因素的暴露率P_1和P_2，以求得估计OR值，OR = $[P_1/(1-P_1)]/[P_2/(1-P_2)]$。

（1）非匹配设计

进行非匹配病例对照设计时，过程与队列研究相同（图3.3），依然为分别点击Proportions —Two Independent Proportions —Test（Inequality）—Test for Two Proportions。

【案例】 研究吸烟与肺癌的关系，得知对照组中有吸烟史者的比例为20%，病例组中为33.3%，算得估计OR值为2，设 $\alpha = 0.02$，$\beta = 0.1$，病例组与对照组的样本量之比为1：2。求两组样本量。

进入具体的参数设置页面（图3.7）。α 与 β 的设置与队列研究相同，这里需要注意的部分已用橘色字标出。

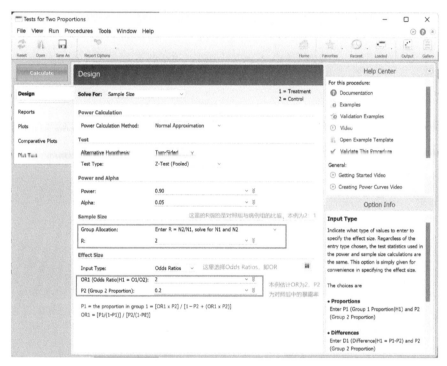

图3.7　PASS中非匹配设计病例对照研究样本量估计参数设置界面

点击左上角Calculate，继而获得结果（图3.8），N_1、N_2、N分别为病例组、对照组的样本量170、340及总样本量510。

（2）匹配设计

匹配病例对照研究所采用的过程与以上略有不同（图3.9）。分别点击Proportions —Two Correlated（Paired）Proportions — Test（Inequality）— Test for Two Correlated Proportions in a Matched Case-Control Design。

【案例】 研究口服避孕药与先天性心脏病的关系，采用配对设计，设 $\alpha = 0.05$，$\beta = 0.1$，对照组暴露比例为30%，估计OR值为2，求样本量。

进入具体的参数设置页面（图3.10）。需要注意的部分已用橘色字标出。

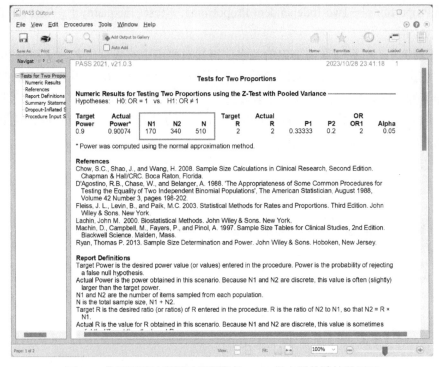

图3.8 非匹配设计病例对照研究的PASS样本量估计结果展示

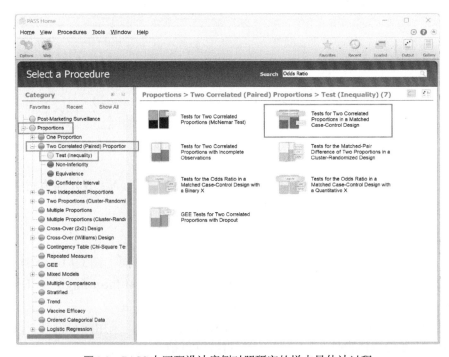

图3.9 PASS中匹配设计病例对照研究的样本量估计过程

点击左上角"Calculate",继而获得结果(图3.11),"Case(N)"为病例组的样本量,"Controls Per Case(M)"为一个病例组样本应配的对照组样本数,故而对照组的样本量为338,总样本量为507。

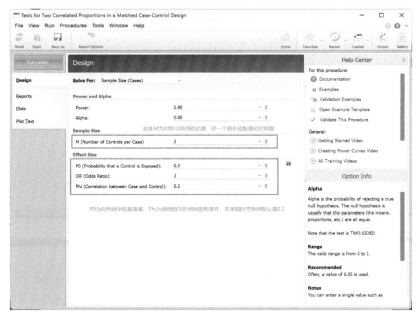

图3.10 PASS中匹配设计病例对照研究样本量估计参数设置界面

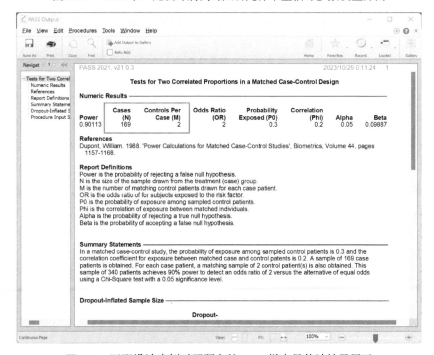

图3.11 匹配设计病例对照研究的PASS样本量估计结果展示

3.19　病例对照研究中OR值的含义及假设检验方法

病例对照研究表示暴露与疾病之间关联强度的指标称为比值比（odds ratio，OR，又称为优势比、交叉乘积比等），指病例组中暴露人群与非暴露人群的比值除以对照组中暴露人群与非暴露人群的比值。

根据表3.1，病例组的暴露比值为

$$\frac{a}{a+c} \div \frac{c}{a+c} = \frac{a}{c}$$

对照组的暴露比值为

$$\frac{b}{b+d} \div \frac{d}{b+d} = \frac{b}{d}$$

因此病例组与对照组比值比的计算公式为

$$OR = \frac{\text{病例组的暴露比值}\left(\dfrac{a}{c}\right)}{\text{对照组的暴露比值}\left(\dfrac{b}{d}\right)} = \frac{ad}{bc}$$

以上可以称为比值比的点估计。因病例组与对照组均是从相应群体中抽样得到的，因此存在抽样误差，故应估计其计算区间。按照Miettinen法的OR可信区间估计公式：

$$OR = 1 \pm \frac{Z}{\sqrt{\chi^2}}$$

式中，Z为正态标准差，95%可信区间时$Z=1.96$。

如果OR的可信区间包含1，则表明所研究的因素与疾病之间的关系无统计学意义，尚不能认为该因素与疾病相关。若OR＞1.0，则该因素是疾病的危险因素，或者说，病例组该因素的暴露程度是要高于对照组的。若OR＜1.0，则暴露因素其实是疾病的保护因素。

OR的大小可以在一定程度上反映研究因素与疾病结局之间联系的强度。一般认为OR在0.9～1.2，研究因素与疾病之间联系不大；OR在0.7～0.8或1.3～1.5，研究因素与疾病结局之间有较弱联系；OR在0.4～0.6或1.6～3.0，两者之间有中度联系；OR＜0.4或＞3.0，两者之间有强联系。

除了计算OR值，研究因素与疾病之间的关联还需要经过假设检验以确定是否有统计学意义。对于最基础的不匹配不分层资料，利用χ^2检验进行假设检验：

$$\chi^2 = \frac{(ad-bc)^2 n}{(a+b)(c+d)(a+c)(b+d)}$$

求得χ^2值后，查表估计相应P值。

对于匹配资料的病例对照研究的分析，首先要将资料整理成如表3.1的格式：

表3.1 病例对照研究资料整理表

暴露	病例	对照	合计
有	a	b	$a+b=n_1$
无	c	d	$c+d=n_0$
合计	$a+c=m_1$	$b+d=m_0$	$a+b+c+d=t$

注意，a、b、c、d是病例与对照组成的对子数。其假设检验χ^2值的计算公式如下：

$$\chi^2 = \frac{(b-c)^2}{b+c}$$

若$b+c<40$可用校正公式：

$$\chi^2 = \frac{(|b-c|-1)^2}{b+c}$$

OR的点估计为

$$OR = \frac{c}{b}$$

最后计算OR的可信区间。

3.20 病例对照研究的优点与缺点

病例对照研究是目前最常用的流行病学研究方法之一，其优点包括：①所需样本量小，尤其适用于发病率极低的罕见病的研究；②病例易获取，工作量较小，相对来讲很容易实施，所需人力、物力较少，出结果快；③可以同时对一种疾病的多种危险因素进行研究，适用于对病因复杂、潜伏期长的疾病进行研究；④适合病因的探索性研究，初步验证有明确假说的危险因素，为下一步前瞻性研究提供线索，可对治疗效果进行初步探讨；⑤基本不会对研究对象的生理心理造成危害。

当然病例对照研究也存在着一些缺点：①结果可靠性不如队列研究，因为其获取过往的危险因素信息时难以保证真实性，易产生回忆偏倚，而在选择研究对象时又难以为病例组找到合适的对照，易产生选择偏倚；②对于因果关系的论证能力不如队列研究，因其暴露与疾病发生的时间先后常难以判断；③不能测定疾病发生率，只能得到OR，以此估计RR；④难以研究人群中危险因素暴露比例很低的因素，会导致很大的样本量和工作量。

需要指出的是，以上缺点都是针对经典传统病例对照研究的，近年来新发展的一些研究类型如巢式病例对照研究或病例-队列研究已经改善甚至克服了这些缺陷。而且有研究表明，设计合理、方法正确的病例对照研究的效果不会比队列研究差，绝大多数病例对照研究的结果与队列研究一致。

3.21　如何处理病例对照研究的偏倚

由于病例对照研究是一种非随机观察性研究，很容易产生偏倚，因此了解偏倚、发现研究中偏倚、控制偏倚的产生，也是设计病例对照研究方案及实施时需要重点考虑的问题。通过严谨的设计和细致的分析，偏倚都是可以减少甚至杜绝的。常见的偏倚分为三大类：选择偏倚、信息偏倚和其他偏倚。

（1）选择偏倚

由于选择的研究对象不能代表总体人群，入选的对象与未入选的对象在特征上存在差异所引起的误差称为选择偏倚。选择偏倚包括四种类型：

1）入院率偏倚，又称Berkson偏倚（Berkson bias）：这种偏倚产生于选择医院患者作为病例与对照源人群，由于对照是医院的一部分患者，而不是全部人群的随机样本，而患者与医院具有双向选择性，导致入院率存在差异，如肿瘤患者与皮肤疾病患者入院率就不相同，三甲医院入院患者的特征也可能与二级医院患者不相同，这就可能造成偏倚。避免此偏倚的方法，包括尽可能从多家不同级别医院的各科室选取患者，并采取随机方法。

2）现患病例-新发病例偏倚，又称奈曼偏倚（Neyman bias）：当选取的调查对象是老病例或患病较长时间的病例时，所得的信息可能都与存活有关，而不一定与发病有关。另外，因为长期患病，患者可能自行推测了正确的危险因素，因此改变了生活习惯，降低了其水平，或者推测了错误的危险因素而在调查时夸大或缩小了某生活习惯的特征，导致偏倚。设计调查方案时使用新发病例作为样本，可减少奈曼偏倚。

3）检出征候偏倚，又称暴露偏倚（unmasking bias）：患者因为某些与研究目的无关的症状就诊，提高了早期病例的检出率，导致过高估计了暴露程度而产生的偏倚。如果在收集患者中同时包括不同患病时期的患者，则暴露的比例将恢复正常，偏倚得以纠正。

4）时间效应偏倚：多见于心脑血管疾病等慢性病或者暴露因素水平较低、起病需较长时间（从暴露到起病往往需要数年时间）的疾病。如果病例对照研究开始选取患者时，早期病变不能检出，则这些患者会被认为是"正常人"而被选为对照组，从而影响研究计划，甚至降低危险因素的效应强度，从而引起偏倚。尽量使用敏感的早期诊断技术及使用国内国际通用的"金标准"，或开展观察期足够长的调查，从而避免时间效应偏倚。

（2）信息偏倚

信息偏倚主要包括回忆偏倚和调查偏倚。由于病例对照研究属于回顾性研究，所以信息偏倚是其主要的偏倚类型，也较难避免。

1）回忆偏倚：由于被调查者记忆失真或不完整造成的系统误差。具体由两种原因导致，首先是记忆力因素，另外同一危险因素同一强度对病例和对照的刺激是不同的，往往病例组对事件的印象深，记忆更为准确，但也可能提供一些自认为与疾病有关但并不真实的情况。回忆偏倚与事件发生的久远程度、事件重要性及询问技术皆有关系。减轻回忆偏倚的方法：尽量利用客观资料而不是主观询问、选择不易被遗忘的指标、寻找合适的提问调查技巧、对同一被调查者先后多次询问或者由不同调查者询问等。

2）调查偏倚：调查者与被调查者均可能具有倾向性，因为病例与对照调查环境不同，年龄、社会经济地位、个人经历等也不相同，因此不同的调查者会有不同的倾向，此外调查技术、仪器设备灵敏度、调查时所处环境均会产生调查偏倚。调查者会有意无意诱导被调查者以符合研究假设，病例组患者会过度报告他们的危险因素暴露，这都会导致调查偏倚。注意调查者的培训、向被调查者讲清调查目的、取得被调查者的信任、使用客观指标、尽量在同一时间由同一调查者调查病例和对照、对调查者使用盲法、校准仪器，均可减少调查偏倚。

（3）其他偏倚

将不可能暴露于危险因素的患者作为对照，如研究妇科疾病时却将男性作为对照组纳入等，也属于选择偏倚的一种。

匹配方法上的偏倚，主要是匹配过度，如前文所述，将一些危险因素与疾病因果链上的中间混杂因素，或者不必匹配的因素作为匹配因素而导致。匹配过度轻则加大工作量，重则可使真实结果被歪曲甚至得不出结果。因此，明确的混杂因素才能作为匹配因素，匹配因素不可过多，资料分析时分层合理，是防止匹配过度的有效方法。

3.22 病例对照研究与队列研究的联系及区别

病例对照研究与队列研究的联系及区别见表3.2。

表 3.2　病例对照研究与队列研究的联系及区别

项目	队列研究	病例对照研究
研究类型	观察性研究	观察性研究
研究目的	探究危险因素与结局的关系	探究危险因素与结局的关系
研究方向	由因及果	由果及因
因果证据强度	较强	较弱
分组情况	暴露组/非暴露组	患病组/未患病组
是否可计算发病率	是	否
主要计算指标	相对危险度（RR）	比值比（OR）
是否适合研究罕见病	否	是
是否为罕见危险因素	是	否
资源消耗情况	多	少
实施难易度	较难	较易
是否需要随访	是	否
主要偏倚类型	失访偏倚	回忆偏倚

4 临床研究中的试验性设计

4.1 什么是试验性研究设计

临床研究中的试验性设计主要包括标准的随机对照试验（randomized controlled trial，RCT）和满足部分随机对照试验条件的类试验（quasi-experiment，又称非随机对照试验）。

随机对照试验是将选定的研究对象随机分配到不同的组中，每组的干预措施不同，然后随访一段时间，通过收集数据比较各组间不同终点结局发生率或终点剂量指标高低的不同和差异，以估计不同干预措施的效果对研究对象的效应差异（图 4.1）。

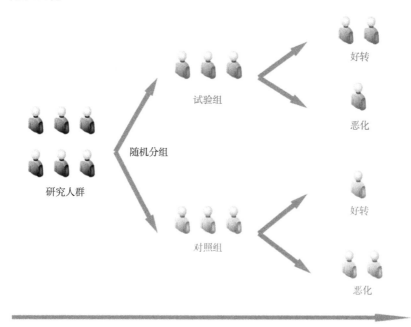

图 4.1 试验性研究原理示意图

类试验/非随机对照试验是指在一些研究中，因为受实际条件所限不能随机分组或不能设立平行的对照组，仅能满足部分随机对照试验的要求。研究效能与证据强度较标准随机对照试验有所降低，但仍高于观察性研究。

4.2　随机对照试验与队列研究的联系及区别

随机对照试验与观察性研究中的队列研究的相似之处在于，它们都是前瞻性研究，在研究开始时结局事件尚未出现，且研究者全程跟踪记录，可以估算研究因素对疾病结局的影响情况。

但随机对照试验与队列研究也存在明显的不同。首先，随机对照试验的干预措施或者说研究因素是人为施加的，而队列研究的暴露情况是被调查者的自然状态，研究者仅能进行"观察"而不能"插手"。从这一点可以看出，随机对照试验无法研究疾病的危险因素，因为根据伦理学原则，研究者不能对研究对象故意施加有害的研究因素，所以随机对照试验只能用来探索和验证对患者有利的研究因素对人体的作用，如预防或治疗措施。随机对照试验与队列研究的另一个不同在于"随机"，队列研究是先选定接触暴露因素的个体作为暴露组，然后根据暴露组的特征筛选对照组，使两组尽量齐同可比，但由于暴露组已经固定，有时并不能很好地找到相匹配的对照组。而随机对照试验是先确定研究人群，然后根据一定的随机化原则，将研究人群分为两组及以上，由于这些组内的样本本就来自于同一人群，因此彼此之间完全自然可比，杜绝了队列研究中的混杂因素。

4.3　随机对照试验的三个基本要素

随机对照试验的三个基本因素是研究对象、研究因素和试验效应。研究对象一般指的是根据研究目的按纳排标准被选入研究的患者，纳排标准要明确且不能随意更改，包括疾病的分型、轻重程度及是否有并发症等。研究因素是由研究目的确定的，在随机对照试验中一般指预防或治疗措施。试验效应是研究因素在研究对象身体上产生的可预见的效应，通常由目标指标反映。

（1）研究对象

关于研究对象的三个概念：①目标人群，指的是研究目的中计划把研究结果外推至全部人群；②实际人群，理论上在没有选择偏倚的情况下应全部从属于目标人群，是符合研究方案中纳排标准的全部人群，即实际人群中的每一个人都应具有相同且不为零的概率入选研究人群；③研究人群，从实际人群中随机抽取的实际参加研究的人群，将会被随机分到干预组或对照组。

三种人群的关系：研究人群从属于实际人群，实际人群从属于目标人群。

（2）研究因素

研究因素即所要研究的干预因素，一般来源于三个方面：①经细胞或动物实验证实有效且对动物无毒副作用的药物或疗法，准备外推至人群；②研究前期使用观察性研究取得推测具有较好效果的干预措施线索；③验证其他随机对照试验研究中有效的因素，如在白种人中有效的药物是否在黄种人中同样有效。

（3）试验效应

在随机对照试验中，需要关注的是干预措施对研究对象产生的效应，如疗效、副作用、生存率等。通过对这些效应的评估，可以得出哪种干预措施更为有效的结论。

4.4   随机对照试验中常见的随机类型

（1）简单随机分组

简单随机分组主要靠抛硬币、随机数字表、抓阄、抽签等手段进行。

（2）区组随机分组

区组随机分组适合研究对象先后进入研究组中，可以避免简单随机分组需要所有样本同时进行分组的情况。

【案例】 进行一项关于脊柱侧弯治疗的随机对照试验，有两种治疗方法：一种是新的微创手术方法，另一种是常规手术方法。根据患者就诊的先后顺序，将研究个体分为每4个人一个区组，先取进入区组的前2个人，如果这2个人被一起按照抽签等方法随机分到微创手术组或者常规手术组，那剩下的2个人就被自然分到另外一组。若前2个人分别被分到2个组，则第3个人还需要通过抛硬币等方法决定分组，随之第4个人根据第3个人的分组分入另外一个组，这样始终可以保证试验组与对照组的人数相同。另外，区组还支持6～8个人一组。

（3）分层随机分组

分层随机分组采用了分层分析的思想，根据每个样本个体的基线资料、临床特征等因素进行分层后，在层内进行随机分组。这样可以提高研究的可比性及证据可信度，也有利于进行亚组分析。

为了保证随机分组原则的彻底执行，还需遵守一些原则：①样本量不宜过小，否则没有执行随机分组的客观条件，只有在大样本时分组的优势才能体现；

②随机分组方案要进行隐匿处理；③患者的随机编号一旦确定不能更换；④不能在干预措施实行很长时间后才进行分组。

【案例】 进行一个关于新型抗抑郁药物的临床试验，已知性别和年龄可能影响抑郁的症状及治疗反应，因此采用分层随机分组。首先把所有的受试者根据年龄和性别进行分类，形成若干独立的"层"，如"男性，18～24岁""男性，25～40岁""女性，18～24岁""女性，25～40岁"等。在每一层内，进行简单随机分组或区组随机分组，把受试者均等地分配到新药组和安慰剂对照组。通过这种方式，可以确保在每个治疗组中，受试者的性别和年龄分布各层都是均衡的，从而降低了这些因素对实验结果的可能影响。

4.5　随机对照试验中对照组常见的设置类型

（1）标准对照

这种对照采用能代表研究时学界公认的金标准干预方法来干预，比较新干预方法与金标准方法的差异。

【案例】 评估改良内观疗法联合度洛西汀对广泛性焦虑障碍的疗效。将受试者随机分为改良内观疗法联合度洛西汀治疗组（n=39）和仅接受度洛西汀治疗的药物组（n=39），其中单纯度洛西汀治疗即为标准对照。

（2）空白对照

对照组不施加任何干预措施，并与试验组进行对比。另外需要指出的是，安慰剂对照也属于空白对照，因为安慰剂并未对组内研究对象产生治疗效应。广义的安慰剂是一种与研究目标干预措施在各方面均一致的措施，唯一的不同在于安慰剂没有任何实际治疗作用，即使是专业人员在未被告知的情况下也无法分辨真实治疗措施与安慰剂的区别。安慰剂对受试对象产生的效应称为安慰剂效应，安慰剂效应的实质是一种心理效应，即受试对象对药物的信任。当然，为了让受试者相信他们得到了真实有效的干预，安慰剂必须与盲法联合使用，可以消除研究对象的心理暗示，也能消除研究者的测量偏倚。需要指出的是，当所研究疾病在停止治疗时会加重甚至危及生命时，安慰剂对照不适用，此时只能使用标准对照。

【案例】 观察中药姜黄对多囊卵巢综合征（PCOS）患者胰岛素敏感性的影响，将104例初诊为PCOS的患者随机分为治疗组和对照组，每组52例，干预时间为6个月。治疗组给予中药姜黄水煎剂，对照组给予添加食用色素的安慰剂，体积和服法同治疗组，此即安慰剂对照。

（3）自身对照

采用自身对照的研究设计不需要专门设立对照组，施加干预措施的研究对象以自身为对照，以干预前和干预后做对比。这种对照可以最大化地消除试验组与对照组的不匹配。自身对照可以与标准对照联合使用，在施加真正的干预措施前先施加金标准或安慰剂的治疗措施，待这段时间施加措施的效应消除后，再使用根据研究目的设置的干预措施。

交叉对照也是一种自身对照，常用于研究两种干预措施的联合作用。实行交叉对照需要将基线特征相近的研究对象两两配对，然后随机分配一对研究对象中的A患者使用措施a，B患者使用措施b，一段时间后给A患者使用措施b，给B患者使用措施a，两种措施交替进行。

【案例】　一项健脾清热化湿方联合美沙拉秦治疗脾虚湿热型缓解期溃疡性结肠炎的单病例随机对照试验。该项试验仅纳入一例典型患者，但其采用自身对照的方式，共进行4轮次无洗脱期的随机对照试验，每一轮次包括试验期和对照期2个治疗期，每个治疗期干预1个月，共8个治疗期，每个治疗期均给予美沙拉秦肠溶片治疗，对照期口服美沙拉秦肠溶片3次/日，每次1g，餐前1小时服，试验期在对照期基础上加用健脾清热化湿方加减颗粒。此即典型的自身对照。

4.6　随机对照试验中盲法常见的设置类型

盲法包括单盲、双盲及三盲。

（1）单盲

单盲是最简单的盲法，研究者知道试验组和对照组的具体名单，但是被调查者不知道自己的分组情况。它的优点是简单易行，可控制来自被调查者的偏倚，缺点是不能避免研究者的偏向性。

（2）双盲

双盲是最常见的盲法设计。研究观察者和被调查者均不知道具体的分组情况，为了研究的顺利进行，需要第三方推进整个试验流程。它的优点是能杜绝来自被调查者和观察者两方的偏倚，降低了大部分发生偏倚的可能性。缺点是不适用于需要时刻监测生命体征的危重症患者。

（3）三盲

被调查者、研究观察者和资料分析者均不知道具体的分组情况，即三盲。三盲较双盲来讲，能杜绝更多偏倚的发生，更客观地分析数据，但操作过于复杂，实用性不如双盲。

　　盲法也不是万能的，很多研究，如手术治疗、毒品相关研究、戒烟相关研究等，无法采用盲法设计，只能使用开放试验的方法，虽然易于实施，但容易产生偏倚，需特别注意。

4.7　什么是分配隐匿

　　分配隐匿是一种在科学研究中用于减少偏见的方法。在随机对照试验中，参与者被随机分配到试验组或对照组，而研究人员和参与者都不知道分组情况。它的目的是增加研究组基线的可比性，并可预防选择偏倚，从而将组间结局的差异归因为干预措施效果的差异。

　　通过分配隐匿，可以减少参与者和研究管理员对分配结果的预期和偏见，使得两组间已知和未知的影响因素基本一致，这种方法有助于确保研究的客观性和结果的可靠性及组间的可比性，从而使得出的结果更有说服力。

　　【案例】　探索沙库巴曲缬沙坦治疗高血压的效果。研究招募了100名参与者，并随机将其分为两组：试验组和对照组。试验组接受沙库巴曲缬沙坦治疗，而对照组接受安慰剂。为了确保分配隐匿，使用一个随机数生成器分配参与者组别，并将分组信息保存在一个安全的地方。

　　在研究期间，参与者不知道他们所属的组别，只记录他们的血压读数和副作用。研究人员也定期检查参与者的血压和其他指标，但不知道他们的分组情况。只有在研究结束时，研究人员才会揭盲并查看分组信息。

4.8　如何利用PASS软件估计随机对照试验的样本量

　　与队列研究和病例对照研究不同，PASS中并没有单独针对随机对照试验的统一样本量估计过程，而是提供了药物临床试验中的等效试验、非劣效试验及优效试验的样本量估计过程，这里以等效试验举例说明。药物等效试验的详细理论内容及其他两种试验的具体操作请参阅药物临床试验的相关章节和PASS说明，在此不再赘述。

　　药物等效试验的目的是显示两种药物作用的差异在临床上并无意义，通过临床上可以接受的等效上下界值来证实。其分为两类：均数差法和率差法。

　　（1）均数差法

　　【案例】　某研究者观察氯沙坦与伊贝沙坦对伴高尿酸血症的原发性高血压患者血清尿酸水平的影响，并评价其降压效果。采用多中心、随机、双盲、平行对照设计。查阅文献得知，治疗6周后，氯沙坦致血压下降的均值为13.29mmHg，标准差为6.1mmHg，伊贝沙坦致血压下降的均值为14.87mmHg，标准差为5.84mmHg。根据临床经验，设定等效界值为5mmHg，即若氯沙坦与伊贝沙坦致血压下降的均值之差在[-5，5]，可以认为两种药物等效。设 $\alpha = 0.05$，$\beta = 0.2$，试估计样本量。

首先打开PASS，分别点击Equivalence—Means—Two Independent Means—Two-Sample T-Tests for Equivalence Assuming Equal Variance（图4.2）。

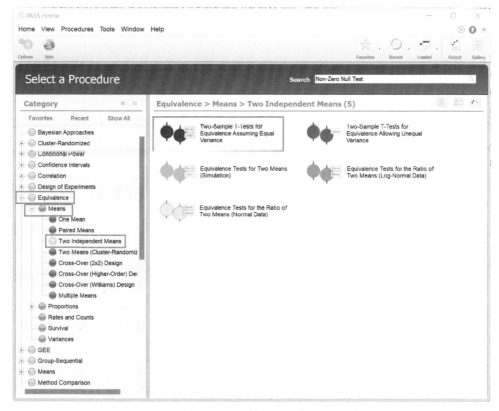

图4.2　PASS中等效试验的样本量估计过程（均数差法）

进入具体的参数设置页面（图4.3）。这里需要注意的是 α，由于等效试验均数差法是两种药物作用均值互相做减法，实际上做了两次单侧检验，故此处应设定为0.05/2=0.025。

点击左上角"Calculate"，继而获得结果（图4.4），N_1、N_2、N 分别为两组的样本量50及总样本量100。

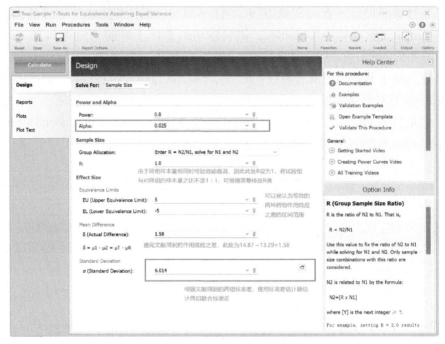

图4.3　PASS中等效试验样本量估计参数设置界面（均数差法）

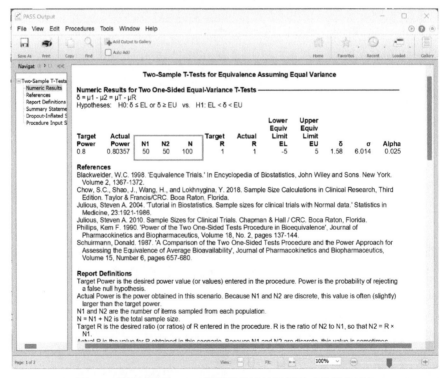

图4.4　等效试验的PASS样本量估计结果展示（均数差法）

（2）率差法

【**案例**】　欲研究是否可以使用呋喃唑酮代替西咪替丁治疗消化性溃疡，主要评价指标是消化性溃疡的近期愈合率，经查阅文献，呋喃唑酮的有效率为80.61%，西咪替丁的有效率为77.50%，设定等效界值为10%，即两种药物有效率差值在10%以内认为是等效，取$\alpha = 0.05$，$\beta = 0.2$，试估计该试验所需的样本量。

首先打开PASS，分别点击Proportions—Two Independent Proportions—Equivalence— Equivalence Tests for the Difference Between Two Proportions（图4.5）。

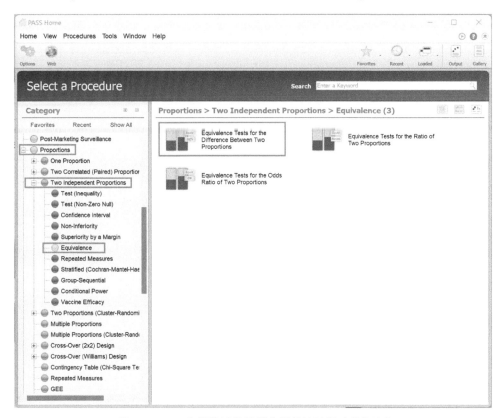

图4.5　PASS中等效试验的样本量估计过程（率差法）

进入具体的参数设置页面（图4.6）。α同样设定为0.025。

点击左上角"Calculate"，继而获得结果（图4.7），N_1、N_2、N分别为两组的样本量548及总样本量1096。

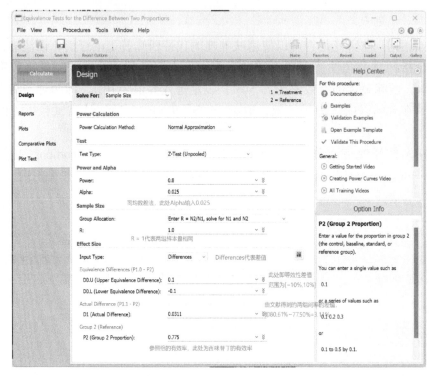

图4.6 PASS中等效试验样本量估计参数设置界面（率差法）

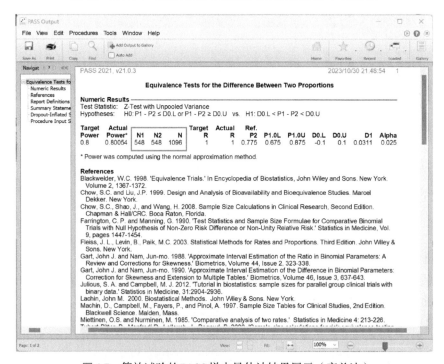

图4.7 等效试验的PASS样本量估计结果展示（率差法）

4.9 随机对照试验的应用领域

随机对照试验是临床医学中理解并评估各种治疗方法有效性的关键途径。以下是一些主要的应用领域：

（1）药物测试

药物研发可能是随机对照试验最为关键的应用领域之一。通过将患者随机分配到试验组（接受新治疗药物）和对照组（接受安慰剂或标准治疗），研究者可以有效评估新药的安全性和疗效。具体包括：①对效果不明的药物进行评价；②探索剂量-效应关系；③观察不同给药方式的差异；④挖掘已有经典老药的新用途；⑤多种药物疗效比较；⑥研究药物交互作用；⑦探索药物在不同患者内环境下的作用；⑧已有研究的验证工作。

（2）创新疗法和治疗策略

当开发或引入新型治疗方案（如新的手术技术、物理治疗或心理疗法等）时，随机对照试验可以帮助医疗人员对其进行科学的效果评估，并与现有治疗手段进行比较。

（3）医疗设备的测试

随机对照试验也可以用于评估新的医疗设备或技术，如新型心脏支架、人工关节等。这常被用来确定设备的安全性和提升患者健康状况的能力。

（4）预防性干预

预防性干预，如生活方式改变、营养干预和行为疗法等，可防止特定疾病的发生。随机对照试验有助于比较干预组和对照组在接受干预后的健康状况。

（5）疫苗研究

新疫苗的效果评估中经常采用随机对照试验。参与者被随机分配到接受新疫苗或安慰剂的组别，然后研究者追踪两组在一段时间内是否发生所要预防的疾病。

（6）筛查与诊断测试

随机对照试验能帮助评估新的筛查或者诊断方法，如血清学试验或影像诊断技术能否提高早期发现与有效诊断疾病的准确性和特异性。

5 真实世界研究与数据挖掘

5.1 什么是真实世界研究

真实世界研究（real-world study，RWS）是指在真实世界环境下收集各种与患者健康、诊疗和保健相关的数据，经过数据处理和分析，获得真实世界证据的研究过程。真实世界研究起源于实用性临床试验，强调根据患者的实际健康状况和治疗需求，非随机地选择诊疗方案并长期追踪评价。

5.2 真实世界研究与传统的临床研究对比

1）传统的临床研究在严格的实验条件下进行，脱离了真实的临床应用环境，真实世界研究在真实的临床环境下开展，能够提供更真实、更全面、更可靠的临床数据。

2）传统的临床研究以随机对照研究为主，面临依从性困境和高成本问题。真实世界研究不限定医疗过程，以患者为中心，依从性高，且单个样本数据成本低。

3）传统的临床研究有严格的纳排标准，真实世界研究纳排标准较宽泛，较易获得大的样本量。

4）数据库技术和医疗信息平台的发展，为真实世界研究大数据的收集和分析提供了支撑。

5.3 真实世界研究的设计类型

（1）试验性研究

试验性研究是指根据研究目的，按照随机分配的原则，给予试验组干预措施，比较对照组与试验组两组人群之间效应的差别，是实用性临床试验的一种重要类型，属于前瞻性研究的范畴，具有较好的依从性，但是样本代表性一般。

真实世界研究中的试验性研究即真实世界的临床试验，虽然也采取随机分配加干预的设计形式，但与随机对照试验（RCT）相比，其理论假设依据日常临床实践结果，以效果研究为主，侧重分析真实临床环境下的实际效果，结局指标也是从临床实际出发，以终点指标为主，研究对象纳排标准比较宽泛，样本量较大；而RCT研究在高度标准化的环境下开展，以效力研究为主，结局指标以中间指标为主，研究对象有严格的纳排标准，样本量有限。

（2）观察性研究

观察性研究是指在真实环境下观察、记录研究对象的特征，描述和分析其结果。通常不设置人为干预，也不参照随机原则分配研究对象和研究因素，属于非随机化对比研究。

大多数真实世界研究属于观察性研究，但某些特殊情况下干预性研究和观察性研究可同时存在于一个试验中。

5.4　真实世界研究的优势与局限性

（1）优势

1）真实世界研究在真实临床、社区或家庭环境下开展，研究对象常采用相对较少的排除条件，样本量大且更具代表性，试验时间长，观察指标全面，更可能获得长期临床结局，其研究结果更贴近临床实际，研究结果的外推性较好。

2）精心设计的真实世界研究大大减少了试验用药等可能损害受试者的干预措施，更容易满足伦理要求。

3）真实世界研究的结果更贴近临床真实情况，相比随机对照试验的人为干预，其结果更可信，可作为传统临床研究的补充。

（2）局限性

1）存在决策偏倚，由于真实世界研究对纳入患者限定相对更少，人群异质性较大，通常存在较多的偏倚（包括选择偏倚、信息偏倚、混杂偏倚等），研究结论可能存在争议。

2）真实世界数据来源众多，数据分散且量纲不一致，数据碎片化和信息孤岛现象突出，影响后续数据治理和应用，往往需要经过复杂的数据清洗及预处理，才能用于真实世界研究数据分析。

3）由于真实世界研究需要较大样本量，随访时间较长，庞大的数据集增加了工作难度，在确保外推性的同时牺牲了内在有效性，研究内部真实性低，成本也可能比传统随机对照试验更高。

5.5　什么是真实世界数据与真实世界证据

真实世界数据（real-world data，RWD）是指除了临床试验以外，从多种来源收集的患者健康状态和医疗保健相关数据，包括但不限于医院信息系统数据、观察性研究数据、医保部门及公共卫生部门监测数据、死亡登记等。

真实世界证据（real-world evidence，RWE）是对真实世界数据分析获得的有关医药产品使用及潜在获益和风险的证据。

研究者根据研究目的收集相应的真实世界数据，在满足真实性和适用性的条件下，经过统计分析整理获得真实世界证据。值得注意的是不能将真实世界数据简单地等同于真实世界证据，二者必须加以鉴别。

5.6　临床研究中真实世界数据的来源

真实世界数据来源众多，包括各种与患者健康、诊疗和保健相关的数据，产生于健康医疗服务的各个环节，我国真实世界数据的来源按功能主要可分为以下几种类型：①医院信息系统数据；②观察性研究数据；③医保部门日常监测数据；④公共卫生部门监测数据；⑤死亡登记及患者随访数据；⑥群体和个体健康监测数据；⑦药物安全性主动监测数据。

5.7　如何评价真实世界数据的质量

真实世界数据质量的优劣，直接关系到真实世界证据的强度，是评价真实世界研究结果的基础。真实世界数据质量评价，在符合相关规定、遵循伦理原则、保障数据安全的基础上，需关注数据的代表性、完整性、准确性、真实性、一致性、可重复性。

（1）代表性

代表性指数据所包含的人群是否能够全面反映研究人群的特征。

（2）完整性

完整性即数据被收集和获取的程度。特定分析真实世界数据的完整性，明确最小化缺失值和超出范围值，调整混杂因素。数据质量不足和关键数据信息的缺失，会导致研究结果产生偏倚。

（3）准确性

重点考虑采集数据的准确性，包括确定采集数据范围、严格定义采集变量、校准与核查采集标准及数据。保障数据真实性和完整性的前提下，建立规范统一的数据治理流程，确保误差最小化。

（4）真实性

通过原始记录收集符合客观事实的研究数据，力求真实，数据存储之前应反复核查，以提高真实世界研究数据质量。

（5）一致性

数据采集必须有统一规定的统计口径、统计范围、统计单位、分类方法、统计标准执行，避免重复，定义明确。

（6）可重复性

可重复性即精准重返特性目标的过程能力，反映事物的一般性，确保真实世界研究的严谨性。

5.8　如何评定真实世界证据的等级

常见的真实世界研究的证据等级从小到大依次为单纯病例研究＜横断面研究＜病例对照研究＜回顾性队列研究＜前瞻性队列研究＜实用性临床研究（图5.1），此等级也不是一成不变的，足够的样本量、数据收集的完整性、数据的准确性及可靠程度、清晰的质量控制策略、正确的统计分析方法、有效的偏倚控制措施等都是影响真实世界证据等级的关键因素。

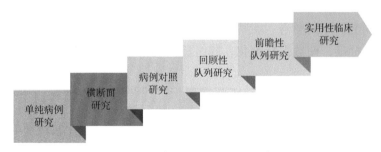

图5.1　常见真实世界研究的证据等级

真实世界研究与其他研究的本质区别不在于研究方法和试验设计，而在于获取数据的环境，不能笼统地认为真实世界研究的证据等级一定低于传统临床研究，二者研究目的、研究设计类型、拟解决的临床问题均不相同，在证据等级上不具备简单的可比性。

5.9　真实世界证据等级的提升策略

评估真实世界研究等级除了考虑研究设计类型，还应参考证据等级的关键影响因素，真实世界证据等级提高的具体策略如下：

1）将具体临床问题转化成研究问题，研究设计客观、严谨。

2）样本量足够大，研究人群具有代表性，纳排标准明确、合理。

3）进行数据质量评价，数据来源可靠、准确，确保数据的代表性、完整性、准确性、真实性、一致性、可重复性。

4）数据预处理，使其标准化、归一化。

5）控制偏倚和混杂因素

使用恰当的统计分析方法，联系实际问题进行结果解读，保障研究问题与研究结论之间的高相关性。

5.10　真实世界研究的步骤

（1）确定临床研究问题

真实世界研究通常围绕病因、诊断、治疗、预后及临床预测等问题开展，确定临床研究问题是开展真实世界研究的首要步骤，临床研究问题的确定，直接决定研究人群、收集数据的类型与范围、研究的设计类型、研究目标等。

（2）构建或筛选数据库

构建或筛选数据库是真实世界研究的重要环节，真实世界研究收集数据的过程涉及不同数据库的整合，在整合过程中，尤其应关注矛盾数据的处理，建立统一的数据标准，使数据标准化，同时还应确保数据的完整性、真实性和可溯源性。

（3）确定研究方案

在研究问题确定后，应尽早制定研究方案，研究者需要根据不同的研究目标和内容设计方案。设计方案的内容一般涉及研究背景（国内外研究现状和意义、前提基础）、研究目的（主要目的、次要目的、探索性目的等）、研究假设、整体设计、研究人群（包括诊断标准、纳入标准、排除标准等）、诊疗方案、研究终点（有效性终点、安全性终点、探索性终点）、基线变量与重要协变量、安全性指标、观察期与观测时间点、数据来源、数据管理计划、样本量及其确定依据、统计分析、偏倚控制（选择偏倚、信息偏倚、混杂偏倚）等。

（4）数据治理及适用性评价

真实世界研究数据治理流程如图5.2所示，数据质量评价贯穿数据治理的全过程。

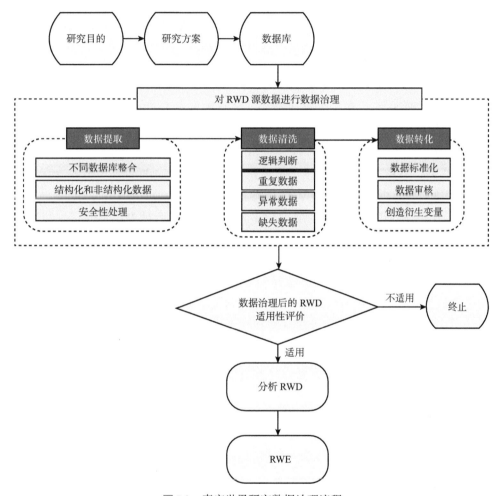

图5.2　真实世界研究数据治理流程

数据清洗主要包括逻辑判断、重复数据的处理、异常和缺失数据的处理，数据转化主要包括数据标准化、数据审核和创造衍生变量。

对于缺失数据处理，主要是依据缺失率和重要性来确定是删除数据还是补充数据，但如果是可溯源的缺失数据必须进行补充，如果不可溯源，还应开展探索性分析。对于不重要或者不会进入后续建模步骤的缺失数据，可以不进行相应处理。同时核查异常数据，并做相应的解释或更正。

统一数据标准，建议使用标准化字典。真实世界研究数据来源复杂，为了消除特征之间量纲或取值范围的影响，通常需要对数据进行标准化处理，主要有离差标准化、标准差标准化、小数定标标准化、函数转化等方法，这是保障数据质量的基础和关键环节，同时建立数据采集和录入标准，确保数据录入的准确性。

数据审核主要包括准确性审核、适用性审核、及时性审核和一致性审核，可利用电子化技术增强逻辑审核功能，确保数据质量。

（5）统计分析

1）描述性分析：真实世界研究中，正确有效的描述性统计分析可以发挥重要作用，研究者根据变量的分布特征选择合适的描述统计量，原则上所有变量，包括终点变量，都应进行描述性分析。其中，集中程度的度量指标有均值、中位数、众数等，离散程度的度量指标主要有极差、标准差、方差、变异系数等。

2）异质性分析：真实世界研究应事先考虑可能的异质性因素并结合研究目的和临床意义制定相应的判断标准，同时阐述异质性的评估方法，以便后续进行亚组分析或分层分析。

3）主分析：是最主要的统计分析环节，围绕主要终点进行，是研究结论的主要依据。其包括统计假设；调整分析和调整分析所采用的模型及其所基于的假设；拟纳入调整分析的协变量的初步考虑及明确在分析过程中根据观测数据筛选各类变量的规则，包括混杂因素、风险因子、中间变量和潜在异质性因素的识别。此外，应对模型假设进行必要的验证，如非线性关系、非等比例风险等。

4）敏感性分析：真实世界研究中因果推断结论具有不确定性，而充分的敏感性分析有助于判断结论的稳健性，也用于检测未观测的协变量对疗效估计偏倚的影响。敏感性分析包括分析缺失数据的不同处理机制、模型中不同的协变量组合、未知或不可测的混杂因素影响等。

5）定量偏倚分析：为保证分析过程的透明度和可信度，一般对偏倚进行定量分析，一般做法是结合模型结果和观测数据，鉴别可能存在的偏倚，然后利用含有假设的因果图计算偏倚的大小及其对因果效应解释的影响，最后结合研究目的和偏倚模型，利用偏倚参数的分布评价偏倚的大小和不确定性。

6）结果解读：真实世界研究对于分析结果的解释，不局限于研究结论，还应包括其统计学意义和临床意义，包括真实世界证据的逻辑性与完整性解读和各种偏倚的控制策略及其影响。

5.11 真实世界研究的偏倚类型及相应的控制措施

偏倚是指从医学研究设计与实施到数据处理和分析的各个环节中产生的系统误差，以及结果解释、推论中的片面性导致的研究结果与真实情况之间出现的倾向性差异，进而导致对暴露与疾病之间联系的错误描述。

（1）选择偏倚（selection bias）

选择偏倚指由于研究对象与目标人群的特征存在系统误差，使效应估计值与真值之间发生的偏差。针对选择偏倚，研究者可采用以下控制策略：

1）升级科研设计，采用随机分组或匹配的方法，控制组间混杂因素，提高组间可比性。

2）构建研究对象的筛选流程图，包括筛选样本数的方法、严格掌握研究对象的纳排标准、确定最终纳入分析的样本含量。

3）尽可能减少失访率，并对失访的患者进行评价。

4）尽可能采用多种对照，保证医院级别多样、地域广泛、医保可及性，选择多源病例。

（2）信息偏倚（information bias）

信息偏倚又称观察偏倚，指在收集资料阶段对各比较组所采用的观察或测量方法不一致而产生的系统误差。研究者可采用以下策略来控制信息偏倚：

1）在研究设计阶段，对研究指标设定统一、明确的标准，对暴露因素有严格、客观的定义，使指标量化。

2）在收集资料阶段，设置数据质量控制办法，调查开始前严格培训调查者，确保严谨客观地收集资料，保证数据源头的准确性。

3）在统计分析阶段，可预先制定异常值敏感性分析方案和缺失值处理办法，统一数据格式，使数据更加规范化和易于分析。

（3）混杂偏倚（confounding bias）

混杂偏倚是指由于一个或多个潜在的混杂因素的影响，掩盖或夸大了研究因素与结果之间的关系，导致两者之间的真正关系被错误估计而产生的系统误差。研究者应依据混杂因素与研究结论的相关性，选择控制策略：

1）限制和匹配，即限制研究对象的纳排标准，也可以按照有关特征将研究组与对照组进行匹配。

2）分层分析，即将收集到的数据按照某一特征分为多层，进行归纳、整理和汇总，使每层的内部数据有较好的同质性。

3）多因素分析，是研究多个相依因素之间关系和具有某些因素的个体间关系的统计学方法，常见的有多元线性模型、Logistic回归、比例风险模型、因子分析等。

4）倾向性评分分析，是指在一定协变量条件下，一个观察对象接受某种处理（或暴露）因素的可能性。常见的倾向性评分应用方法包括倾向性评分匹配法、倾向性评分分层法、逆概率加权法及将倾向性评分作为唯一协变量纳入统计模型进行调整分析的方法。

5.12　真实世界研究样本量估计的影响因素

真实世界研究样本量估计要根据研究设计类型，尽可能充分利用临床信息，选择合理的统计学公式计算而得到，真实世界样本量估计参数有检验水准、检验效能、变异程度、单双侧检验、脱落和失访等。研究设计类型同样影响真实世界样本量的估计，如观察性研究和试验性研究所采用的结局指标可能存在差异，其样本量估计方法可能不同。此外，资料类型也是其影响因素，定量资料和定性资料选用的样本量估计公式不同，结局指标也不同，在一定条件下，定量资料与定性资料可以相互转换。

5.13　真实世界研究的主要应用领域

（1）为新药注册上市提供有效性和安全性的证据，并为药物上市后再评价提供依据

2016年，美国食品药品管理局（FDA）正式确定真实世界证据作为医疗器械及药物上市后研究和新适应证开发审批证据。2019～2020年，我国国家药品监督管理局药品审评中心发布《真实世界证据支持药物研发与审评的指导原则（试行）》《用于产生真实世界证据的真实世界数据指导原则（试行）》《真实世界研究支持儿童药物研发与审评的技术指导原则（试行）》三项指导原则。从政策层面，强调真实世界研究可用于上市前临床研发及上市后再评价等多个环节。

（2）为已上市药物的说明书变更提供证据

真实世界研究贴近于真实的临床环境，其结果可用于为已上市药物的说明书变更提供证据，如增加或修改适应证；改变剂量、给药方案或用药途径；增加新的适用人群；增加实效比较研究的结果；增加安全性信息及说明书的其他修改。

（3）加快中药新药和儿童药物研发进程

充分利用真实世界数据可有效促进中药复方制剂的临床研究，提高药物研发的效率，开展药-药研究、药-证研究及病-证研究。由于儿童用药的特殊性，儿科人群药物临床试验往往难以开展或进展缓慢，真实世界研究可帮助扩展儿童适应证（针对我国上市的临床常用药物，使用超说明书用药数据支持儿童适应证）；支持儿童药物的研发与评审（评估儿童相关药物临床安全有效性）；完善儿童用药方案（优化给药剂量或频次，完善或修改给药操作或流程）等。

（4）用于监管决策

真实世界研究是比较不同医疗手段效果的实效研究，其结论可提供不同医疗手段的成本效果、临床效果及患者功能和健康状态证据，用于分析现有临床依据与新医疗依据的研究方案的差距，并指导临床实践，为决策者（包括患者、临床医生、政府、医保机构）提供决策依据，进而影响临床指南和卫生政策的制定。

5.14   真实世界研究与随机对照研究的区别

真实世界研究与随机对照研究的区别见表5.1。

表5.1   真实世界研究与随机对照研究的区别

特点	随机对照研究	真实世界研究
研究目的	以效力研究为主	以效果研究为主
研究人群	严格筛选条件	纳排标准较宽泛
研究设计	随机对照	以观察性研究为主
样本量	样本量有限	样本量通常较大
对照	严格设定对照	常规对照或无对照
干预	严格干预方案	不干预或可调整
研究周期	较短	短期或者长期
研究结果	内部有效性高	外推性强
研究实施场景	高度标准化的环境	真实的临床环境
数据及分析难度	数据标准化，难度低	数据来源多样，难度高
随访	时间较短	多为长时间随访

5.15　数据挖掘的定义及特点

数据挖掘（data mining）就是从大量的、不完全的、有噪声的、模糊的、随机的实际应用数据中，提取隐含在其中、人们事先不知道，但又是潜在有用的信息和知识的过程。它是在没有明确假设的前提下去挖掘信息、发现知识。

数据挖掘作为一门交叉学科，有其自身特点：

1）基于大数据：数据挖掘利用强大的数据分析工具和特定的知识提取方法，发现新知识，反映事物的普遍规律，而小数据的分析完全可以通过手动分析完成。

2）非平凡性：即所挖掘的知识是不简单的，数据挖掘是从复杂的原始数据中提取超级信息，然后合并这些信息，以此发现事物的内在联系。

3）隐含性：数据挖掘的目的是提取隐含在大量数据中必须经过筛选才能获得的潜在知识而不是提取数据表面的信息，由此看来数据挖掘并非证明假说，而是构建假说的方法。

4）新奇性：数据挖掘的对象一定是人们事先不知道的新颖的知识，可提供决策依据。这里的发现知识不是要求发现新的自然科学定理和纯数学公式，更不是证明某个已知的假说，但是数据挖掘的对象一定是未知的、未曾预料到的。

5）价值性：数据挖掘本质上是一个归纳的过程，数据挖掘的对象一定是潜在有用的信息，这种信息能带来直接或间接的效益。

5.16　数据挖掘的任务

数据挖掘是在没有明确假设的前提下从大量的临床数据中挖掘信息、发现知识。基于医学问题的性质，将数据挖掘的任务分为：

（1）分类

分类是基于一个可预测属性把事例分成多个类别，将新的数据实例分到预定义的类别中。该模型用于鉴别未分类的数据，类别属性值通常来自于历史数据。

（2）聚类

聚类就是按照数据内在的相似性对事例进行分组，使组内数据相似度较大，而组间相似度较小，目的是发现隐藏的数据群体或类别。

（3）关联

两个或多个变量之间可能存在很强的关系，这种规律属性就称为关联。关联分析，就是对多个变量的数据集进行分析、发现规律的过程，包括存在于变量集之间的频繁模式、关联、相关性或因果结构。

（4）回归

回归是确定两种或两种以上变量间相互依存关系的一种定量统计分析方法。其回归模型用于预测连续值的结果。

（5）预测

预测是构造和使用模型评估无标号样本类，或评估给定样本可能具有的属性或值空间，是运用各种定性和定量的分析理论与方法，基于当前和历史数据分析来预测未来趋势的过程。

（6）序列分析

序列分析是指以时间序列为基础，分析长期趋势、季节变动和不规则变动，是从序列数据集中寻找频繁子序列作为模式的知识发现过程。

（7）偏差分析

偏差分析是探测数据现状、历史记录或标准之间的显著变化和偏离。数据挖掘中偏差分析主要用于发现异常，如观测结果与期望的偏离、分类中的反常实例、模式的例外等。

5.17　数据挖掘的基本步骤

（1）定义问题和设定目标

将实际问题转换为数据挖掘问题，明确数据挖掘的目标是什么，明确挖掘数据的范围和要求。

（2）收集数据

根据所确立的主题，搜索一切相关的数据，从获得的数据源中选取所需的数据并整合成数据挖掘的数据集。

（3）数据清洗和预处理

选择变量，选择记录，创建新变量，转换变量，明确变量类型，对收集到的数据进行去重、异常值和缺失值的处理，统一数据格式，使数据更加规范化和易于分析，进行数据质量评估。

（4）建立模型并设置模型参数

根据数据挖掘任务和数据类型选择最优算法建立模型，将数据分为训练数据集和测试数据集，训练数据集用于建立模型，测试数据集用于测试和验证模型，对于一些比较复杂的数据挖掘，测试数据集可能会受到模型特性的影响，还会有第三个数据集，即验证数据集，用于验证模型的准确性和预测能力。

（5）模型评估与优化

针对分类、排序、回归、序列预测不同类型的模型，评估指标也有所不同，如回归模型的评估，大多是根据预测值与真实值的差值大小（即误差大小）进行评估，对于分类模型的评估，则借助准确率、召回率、受试者操作特征（ROC）曲线等实现。每个模型都有很多参数，参数不同，数据挖掘的结果也不同，可以通过设置模型参数来反复优化模型，直至取得最优模型。

（6）结果解释与应用

在运行模型后需要结合数据挖掘的任务和目标对模型的结果进行解释，模型的应用主要有两种，一种是为决策提供依据；另一种是将模型应用到不同的数据集上。

5.18　常用的数据挖掘算法

（1）决策树算法

决策树是根据对目标变量产生效用的不同而建构分类的规则，通过一系列的规则对数据进行分类的过程。其结果是一种树形结构，每一个决策树包含三种类型的节点：根节点、中间节点和叶子节点，它代表的是对象属性与对象值之间的一种映射关系，每个中间节点代表一个属性判断，每个叶子节点代表一个分类结果。

（2）神经网络算法

神经网络算法是一种模拟生物神经系统的结构和功能的非线性预测模型，具体做法是将每一个连接看作一个处理单元，试图模拟人脑神经元的功能来完成分类、聚类等挖掘任务。真实世界研究中使用最多的神经网络算法是BP神经网络，它是一种典型的多层前馈网络，原理是运用最速下降和反向传播的方法调节网络权值和阈值，使网络误差的平方和达到最小值。

（3）遗传算法

遗传算法是一种借助生物遗传学思想，模拟自然界优胜劣汰、适者生存的优化算法，是自然遗传学和计算机科学相结合的产物。其基本思想是选定初始群体，按照优胜劣汰和适者生存的原理，逐代演化，在每一代演化中根据问题域中个体的适应度大小挑选个体，并借助自然遗传学的遗传算子进行组合交叉和变异产生新的种群，重复循环直至获得最好群体。

（4）朴素贝叶斯法

贝叶斯网络是一种以概率不确定性为基础的推理网络，贝叶斯算法是以贝叶斯原理为基础，使用概率统计的知识对样本数据集进行分类，朴素贝叶斯是在贝叶斯算法的基础上进行简化，即假定特征条件之间相互独立互不影响，是贝叶斯分类中最常见的分类方法。其基本过程是确定特征属性后，获得训练样本，将训练样本分为两部分，分别是训练实例对应的分类和特征值，利用贝叶斯公式根据某个特征向量的先验概率计算后验概率，再根据最大后验概率确定某个特征向量的分类。

（5）关联规则法

关联规则反映一个事物与其他事物之间的相互依存性和关联性，关联规则挖掘即从大量数据中挖掘出描述数据项之间相互联系的有价值的相关知识。基本过程是识别所有的频繁项集并统计其频率，利用频繁项集生成需要的关联规则，并最终挖掘强关联规则，即同时满足最小支持度阈值和最小置信度阈值的规则。

6　人工智能在临床研究中的应用

6.1　什么是人工智能

人工智能（artificial intelligence，AI）是一门研究和开发模拟人类智能的技术和方法。目标是使计算机系统能够执行像人类一样的认知、学习、推理和决策等智能活动。

人工智能的定义可以从两个方面来理解。一方面，它是指通过模拟人类智能的方法和技术，使计算机能够处理复杂的问题、进行自主学习和适应、实现语言理解和交互等。另一方面，人工智能也可以指代由计算机系统实现的表现出智能行为的实体。

6.2　机器学习与深度学习的概念

机器学习（machine learning，ML）是指机器通过统计学算法，对大量历史数据进行学习，进而利用生成的经验模型指导业务。它是一门多领域交叉学科，专门研究计算机怎样模拟或实现人类的学习行为，以获取新的知识或技能，重新组织已有的知识结构使之不断改善自身的性能。机器学习是一种让计算机从数据中学习规律和模式来改进性能的方法，也是人工智能的一个重要分支。

深度学习（deep learning，DL）由Hinton等于2006年提出，是机器学习的一个新领域。深度学习被引入机器学习使其更接近于最初的目标——人工智能。

深度学习是学习样本数据的内在规律和表示层次，这些学习过程中获得的信息对诸如文字、图像和声音等数据的解释有很大的帮助。它的最终目标是让机器能够像人一样具有分析学习能力，能够识别文字、图像和声音等数据。

深度学习是一个复杂的机器学习算法，在语言和图像识别方面取得的效果，远远超过先前相关技术。它在搜索技术、数据挖掘、机器学习、机器翻译、自然语言处理、多媒体学习、语音、推荐和个性化技术，以及其他相关领域都取得了很多成果。深度学习使机器模仿视听和思考等类的活动，解决了很多复杂的模式识别难题，使得人工智能相关技术取得了很大进步。

6.3　人工智能发展历程中的重要事件

人工智能的发展历程中有以下重要事件：

1）1956年，达特茅斯会议被认为是人工智能领域的开端，提出了"人工智能"这一术语。

2）20世纪60年代和70年代，人工智能研究集中于基于知识的专家系统，但难以解决现实世界的复杂问题，引发了"AI寒冬"。

3）20世纪80年代和90年代，人工智能研究再次兴起，机器学习成为主要的研究方向，利用大量的数据训练计算机进行自主学习和适应。

4）进入21世纪，随着计算能力的提升和大数据的出现，深度学习在人工智能领域取得了巨大的突破，使计算机在图像识别、语音识别、自然语言处理等领域取得了显著的进展。

5）2022年11月底，以ChatGPT为代表的人工智能自然语言处理系统，仅用了60天时间，注册用户数量就突破1亿，成为史上用户增长速度最快的互联网应用程序。

6）在人工智能的早期探索与起源中，还有一些科学家做出了具有重要里程碑意义的贡献。例如，"计算机之父"艾伦·图灵（Alan Turing）提出了一个评估机器是否真正具有人类智能的方法，称为"图灵测试"；人工智能领域的先驱者，约翰·麦卡锡（John McCarthy）提出了"人工智能"这一术语；弗拉基米尔·N.瓦普尼克（Vladimir N. Vapnik）将统计学理论应用到机器学习领域，构造了支持向量机（support vector machine，SVM）分类器，至今其依然是人工智能领域的经典算法；杰弗里·辛顿（Geoffrey Hinton）教授十年如一日研究利用反向传播算法优化神经网络，最终在2006年提出"深度神经网络"的概念，从此，人工智能进入深度学习时代。

6.4　当前人工智能技术在临床研究中的应用领域

当前人工智能技术在临床研究中的应用主要体现在以下几个方面：

（1）药物挖掘

人工智能可以通过深度学习、机器学习和数据挖掘等技术，加速药物发现和设计的过程，预测候选化合物的活性和毒性，优化药物分子的结构，预测药物剂量和副作用等。

（2）虚拟助手

人工智能可以作为一个智能化的系统，与医生、研究人员和患者进行交互和协助，处理和分析临床数据与研究文献，提供决策支持和研究方向的指导，协助临床试验的设计和管理，提供个性化的医疗建议和管理等。

（3）辅助诊疗

人工智能可以通过分析患者的临床信息、影像学图像、病理学图像和实验室检查结果等数据，提供辅助诊断建议，帮助医生进行快速和准确的诊断。同时，人工智能还可以通过分析医学大数据和临床指南，考虑患者病情、基因型和药物敏感性等因素，辅助医生制定个体化的治疗方案。此外，人工智能还可以辅助医生进行手术规划和操作。

（4）医院管理

人工智能可以通过自动化和智能化的方式帮助医院优化管理流程，并提供决策支持。它可以通过算法的合理规划与设计实现固定时段的患者流量和医疗资源需求预测，帮助医院合理安排医护人员、医疗设备和分配床位。同时，人工智能还可以进行医务人员排班、患者流程管理、风险管理和安全监测等。

6.5　如何利用疾病预测模型完成辅助诊疗

疾病预测模型是一种利用人工智能技术和医学数据，预测和识别患者可能患有某种疾病的概率或预后的方法。疾病预测模型建立需要使用大量的医学数据，并利用机器学习或深度学习等算法进行训练和建模，它可以帮助医生在早期阶段发现潜在的疾病迹象，并提供更早的治疗和干预机会，在具体实施过程中可以基于不同类型的数据，如文本、图像、生理指标等，或者将这些数据进行融合和分析达到疾病预测的目的。疾病预测模型在临床研究中具有重要的应用价值，可以提高诊断和治疗效果、降低医疗成本、改善患者生活质量等。

6.6　人工智能技术在疾病预测建模中的应用

人工智能技术常见的预测模型有SVM、Logistic Regression、XGBoost、Decision Tree、Random Forest、LightGBM、VGG、ResNet、FCN、UNet、FasterRCNN、CascadeRCNN、YOLO、GAN、Transformer等，在疾病预测建模中的应用如下：

1）基于文本数据的疾病预测模型建立：利用自然语言处理和机器学习技术，通过分析医学文本数据，如临床记录、病历等，预测和识别患者可能患有某种疾病的概率。

2）基于图像数据的疾病预测模型建立：利用计算机视觉和机器学习技术，通过分析医学图像数据，如X线、CT、MRI图像等，预测和识别患者可能患有的疾病。

3）利用多模态数据融合技术的疾病预测模型建立：整合多种数据源，如图像、文本、生理指标等，通过融合和分析这些数据来预测和识别患者可能患有某种疾病的概率。

6.7 理想的疾病预测模型有哪些要求

理想的疾病预测模型有以下几个要求：

1）准确性：模型能够高度准确地预测和识别患者可能患有的疾病，避免误诊和漏诊。

2）可靠性：模型能够在不同的数据集和临床环境下保持稳定和一致的表现，避免出现错误或失效的情况。

3）可解释性：模型能够清晰地解释其决策过程和结果，提供可信的证据和理由，避免出现黑箱或不可信的情况。

4）安全性：模型能够保护患者的隐私和数据安全，遵守相关的法律和伦理规范，避免出现数据泄露或滥用的情况。

5）灵活性：模型能够适应不同的疾病类型、数据来源、技术平台和应用场景，避免出现局限性或不兼容性等情况。

6.8 人工智能医学研究设计的步骤

设计一个人工智能医学研究需要以下步骤：

1）确定研究问题：首先需要确定研究的问题，如如何利用人工智能技术在医学领域中提高诊断精度或治疗效果等。

2）收集数据：收集与研究问题相关的数据，可以通过医疗记录、影像、实验数据等方式获取数据。

3）数据预处理：对收集的数据进行预处理，包括数据清洗、数据集成、数据转换和数据规约等。

4）选择合适的算法：根据研究问题和数据类型选择合适的人工智能算法，如深度学习、机器学习等。

5）模型训练：使用选定的算法对数据进行训练，以建立人工智能模型。

6）模型评估：对训练好的模型进行评估，包括精度、召回率、准确率等指标。

7）模型优化：根据评估结果对模型进行优化，以提高模型的性能。

8）实验验证：将优化后的模型应用到实际医学问题中进行验证，以检验模型的实用性和可靠性。

9）结果分析：对实验结果进行分析和解释，得出结论和建议。

10）撰写论文：将研究过程、实验结果和结论撰写成论文，以便于交流和分享。

6.9　人工智能研究常用的软件和推荐的学习网站

人工智能研究常用的软件如下：

1）Python：是一种高级编程语言，广泛用于人工智能领域，包括机器学习、深度学习和自然语言处理等。

2）TensorFlow：是一个开源的人工智能框架，用于构建与训练机器学习和深度学习模型。

3）PyTorch：是另一个常用的开源深度学习框架，它提供了一种简单易用的方式来构建和训练神经网络。

4）Keras：是一个高级神经网络API（应用程序编程接口），它可以在TensorFlow、Theano和CNTK等后端运行，使得构建和训练神经网络变得更加容易。

5）Scikit-learn：是一个用于机器学习的Python库，它包括了各种各样的算法和工具，如分类、回归、聚类和降维等。

6）OpenCV：是一个用于计算机视觉的开源库，它提供了各种各样的图像处理和计算机视觉算法，如图像识别、物体检测和人脸识别等。

7）Natural Language Toolkit（NLTK）：是一个用于自然语言处理的Python库，它提供了各种各样的工具和算法，如分词、词性标注和命名实体识别等。

学习人工智能，推荐使用在线课程平台，如Coursera、Udemy、B站等。构建和训练机器学习模型，推荐使用Kaggle Notebook、Google Colab等在线工具。代码学习和下载，推荐使用GitHub开源平台。

6.10　人工智能技术在临床研究中的发展趋势及挑战

人工智能技术在临床科研设计中展现了广阔的应用前景，它能够处理大规模的医疗数据，并从中提取有价值的信息，揭示出新的疾病模式、预测疾病风险和评估治疗效果。此外，人工智能技术还可以根据患者的特征和需求，提供个性化的医疗建议和治疗方案，实现精准医疗。同时，人工智能技术还可以加速研究流程的自动化进程，减少人力和时间成本，提高研究效率，并促进科学研究的进展。

但是人工智能技术在临床科研设计的应用中也面临着一些挑战。其中，数据隐私和安全问题是当前人工智能技术应用首先需要解决的问题，在临床科研设计过程中，使用医疗数据时应注意保护患者的隐私权和数据安全，制定严格的数据保护政策和安全措施。此外，人工智能模型也难以解释其决策过程和结果，这是亟待解决的技术难点，在临床科研设计中，模型的可解释性对于医生和研究人员的决策十分重要。因此，需要设计开放式的人工智能算法，以增进医生和研究人员对人工智能技术的信任感。数据偏见和不平衡问题也是人工智能技术在临床科研设计中的另一个难点，医疗数据不平衡，可能造成模型准确性低和鲁棒性差。因此，在使用人工智能技术处理医疗数据的同时，需要对数据进行预处理和清洗，保证数据的完整性和准确性，以确保模型的可靠性和公正性。

6.11 什么是ChatGPT

ChatGPT（chat generative pre-trained transformer）是美国人工智能公司OpenAI在2022年11月30日推出的聊天机器人程序，其百万用户的注册仅耗时5天，更是在发布2个月时间，活跃用户超过1亿，堪称互联网奇迹。ChatGPT是人工智能技术驱动的自然语言处理工具，它能够通过理解和学习人类的语言来进行对话，还能根据聊天的上下文进行互动，并且可以根据不同的输入生成不同的回答。它是一种创新的、有趣的、有潜力的人工智能技术，其在临床研究中的应用正日益受到关注。

6.12 ChatGPT技术在临床研究中的具体应用

ChatGPT技术在临床研究中的具体应用有以下几方面：

（1）患者咨询和教育

ChatGPT技术可以作为一个虚拟的医疗顾问，回答患者关于疾病、治疗方案、药物信息等方面的问题，并提供个性化的健康建议和教育资源。

（2）临床决策支持

ChatGPT技术可以在医生临床决策过程中提供支持。它可以分析患者的病历数据、实验室结果和影像学报告，并提供有关诊断、治疗和药物选择的建议。

（3）数据分析和挖掘

ChatGPT技术可以帮助研究人员处理和分析临床研究中产生的大量医学数据，以发现数据间的模式、关联性并提供预测结果。

（4）疾病预测和预后评估

ChatGPT技术可以用于建立疾病预测模型和预后评估模型。它可以集成患者的多种数据来源，包括病历、实验室结果、遗传信息等，以预测疾病的风险和进展，并提供有关患者预后的预测。

（5）伦理和知情同意

ChatGPT技术可以用于解释伦理和知情同意方面的问题。它可以回答患者和研究对象的问题，解释研究过程中的风险和利益，并帮助他们做出知情同意决策。

6.13　人工智能在临床研究设计中的应用案例

目前每年有数万篇医学临床研究和人工智能结合文章发表，虽然采用的数据来源各有不同，但都是围绕疾病分类预测和疾病预后预测，为了能够更加形象地展示人工智能技术的实战性，下面分享几篇在疾病分类预测和疾病预后预测方面比较有代表性的案例文章。

【案例一】疾病分类预测

2021年，来自德国神经退化性疾病研究所的Stefanie Warnat-Herresthal教授及其团队，基于一种分散式机器学习方法（swarm learning），根据血液转录组信息，识别异类疾病（COVID-19、结核病、白血病和肺部病变）患者，加速精准医疗进程，并在期刊 *Nature* 上发表题为 "Swarm learning for decentralized and confidential clinical machine learning" 的文章。

【案例二】疾病治疗指导

2021年，来自南京大学医学院附属金陵医院临床药学系的周国华和黄青等通过整合华法林药物代谢组学和遗传学数据，利用机器学习法预测对华法林非常敏感和不敏感的患者，基于该模型成功设计了一种算法——"IniWarD"，其可预测个体在华法林治疗最初7天的有效剂量范围，并在期刊 *Clinical Pharmacology & Therapeutics* 上发表题为 "Predicting range of initial warfarin dose based on pharmacometabolomic and genetic inputs" 的文章。

【案例三】疾病预后预测

2022年，来自英国剑桥大学癌症研究所的 Stephen-John Sammut 教授及其团队，基于机器学习技术，利用乳腺癌患者治疗前活检的临床、数字病理学、基因组和转录组学特征等多模态数据，开发乳腺癌治疗反应的预测模型，并在期刊 *Nature* 上发表题为 "Multi-omic machine learning predictor of breast cancer therapy response" 的文章。

7　临床护理研究

7.1　什么是临床护理研究

临床护理研究（clinical nursing research）是指通过系统的科学探究，解释护理现象的本质，探索护理活动的规律，产生新的护理思想和护理知识，解决护理实践、护理教育、护理管理中的问题，为护理决策提供可靠、有价值的证据，以提升护理学科水平的系统过程。护理研究的最终目的是形成、提炼或扩展护理领域的知识，从而提高护理实践的科学性、系统性和有效性。护理学是具有很强科学性和实践性的专业，需要在充分的理论知识的指导下开展工作，应用评估、诊断、计划、实施、评价这一护理程序开展护理工作的过程实质上就是科学解决问题的过程。

7.2　临床护理研究的特点

（1）针对性

护理研究具有针对性。护理研究以护理实践为起点，以探索护理本质为目标，以护理学理论知识和实践问题为具体研究对象，同时以该学科的专业角度和护理实践的具体要求为研究方向，以护理实践的实际问题为研究重点，以护理学的临床实践为研究环境。

（2）研究对象的复杂性

护理研究的对象是人群，研究的成果最终也服务于人群，由于人群的个体差异，不同研究对象之间存在着较为明显的个体化差异，该差异既包含生物层面，如形态、功能等，同时也包含社会、心理等层面。这些差异在一定程度上使护理研究变得更为复杂，通常无法通过简单的观察做出全面判断，尤其是涉及个体心理、文化语言等问题时，复杂程度会明显增加。

（3）测量指标的不稳定性

因研究对象存在多方面差异，因此测量指标的最终结果也会出现较大的变异性，尤其是当涉及社会、心理等层面时，相关指标无法直接获取，需要通过间接手段取得，因此测量结果也很可能出现较大误差。

（4）伦理要求

护理研究以"人"作为对象，因此在研究过程中要重视人的健康与情绪，不能为了研究而做出增加患者痛苦的行为，同时也不能为了追求研究结果的科学性、准确性而延误患者的治疗，或者增加患者的开支，上述要求均属于研究人员在开展研究工作时必须遵循的伦理要求。

（5）实践性

护理研究对研究者有着双方面的要求，首先要求其全面理解护理实践，其次要求其总结实践中遇到的问题并以此作为研究对象。总之，护理研究具有很强的实践性，它以护理学的临床实践为依据，通过综合的研究方法，提出护理实践的理论和实践建议，使护理研究能够发掘护理实践中的实际问题，从而推动护理实践的发展。

7.3 临床护理研究涉及的领域

护理的职能决定了护理研究的范畴，护理研究可分为基础性研究和应用性研究，从整体来看，护理研究主要涉及如下几个领域：

（1）护理理论研究

护理理论研究主要针对护理学相关的理论进行探索，建立相关护理模式，同时也将护理理论运用到临床护理实践中。

（2）临床护理实践研究

临床护理实践研究主要研究临床健康与疾病护理中存在的护理技术问题、护理方法和措施，护理仪器设备的运用，并且对不同的护理方法、护理实践评价方法进行对比，最终实现方法的改进与护理质量的提升，取得更有效的评价。

（3）护理管理研究

护理管理研究所研究的主要内容是管理方法、管理模式及护理质量控制等方面的问题，应用调查研究和相关护理管理理论知识，以提高护理管理质量。

（4）护理教育研究

护理教育，即以护理学和教育学理论为基础，贯彻教育方针和卫生工作方针，培养护理人才，适应医疗卫生服务和医学科学发展的现实需求。护理教育可以分为三个方向，分别是基本护理、毕业后护理与继续护理。护理教育研究，主要研究护理教学的课程设置、教学方法、教学评价等内容，使护理教学更好地适应护理学科的发展和临床护理的需要。

（5）各专科临床护理研究

各专科临床护理研究包括各专科的护理技术、各专科的特护措施、各专科的护患关系、各专科新技术的应用、各专科新仪器的应用。

7.4　护理研究发展的重要时间节点

护理学科开展研究的历史并不长。无论是在国内还是在国外，护理研究的发展均经历了一个循序渐进的过程。

（1）我国护理研究的发展概况

我国护理学科的发展经历了一个漫长的时期，从学科萌芽到学科最终建立，但与各类医学一级学科相比，该学科仍处于发展期，还有很大的发展空间，国内护理学和护理研究发展的关键时间节点如图7.1所示。

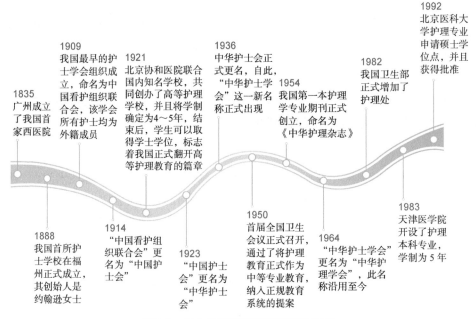

图7.1　国内护理学和护理研究的发展

现如今，我国人口老龄化日益严重，在此背景下，国家积极调整经济结构，加大医疗卫生改革力度，在这一过程中，护理学科发挥着相当关键的作用，对于我国实现"健康中国2030"这一伟大目标具有强大的推动作用，因此政府重视护理学科的发展，加强该学科的建设，为其提供更多的科研经费，未来护理科研工作也将继续受到重视并取得长足的发展。

（2）国外护理研究发展概况

国外护理学科的发展先于国内，1950年左右，南丁格尔结合其大量护理经验，首次提出护理学概念，其被誉为近代护理学的创始人，至此，护理学真正成为一门学科。

国外护理学和护理研究发展的重要时间节点如图7.2所示。

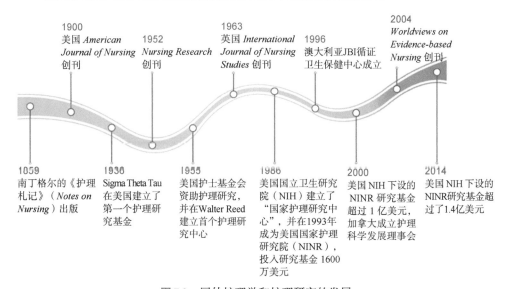

1900
美国 *American Journal of Nursing* 创刊

1952
Nursing Research 创刊

1963
英国 *International Journal of Nursing Studies* 创刊

1996
澳大利亚JBI循证卫生保健中心成立

2004
Worldviews on Evidence-based Nursing 创刊

1059
南丁格尔的《护理札记》（*Notes on Nursing*）出版

1936
Sigma Theta Tau 在美国建立了第一个护理研究基金

1955
美国护士基金会资助护理研究，并在Walter Reed 建立首个护理研究中心

1986
美国国立卫生研究院（NIH）建立了"国家护理研究中心"，并在1993年成为美国国家护理研究院（NINR），投入研究基金1600万美元

2000
美国 NIH 下设的 NINR 研究基金超过 1 亿美元，加拿大成立护理科学发展理事会

2014
美国 NIH 下设的 NINR研究基金超过了1.4亿美元

图 7.2　国外护理学和护理研究的发展

7.5　近5年临床护理研究热点及发展趋势

护理研究的热点与发展趋势主要体现在以下几个方面：

（1）通过多中心、证实性的方式形成牢固的研究基础

护理人员将不会单纯依据一项设计欠完善的小样本、孤立的研究开展临床变革，变革的决策将以设计严谨的研究为基础，开展多中心临床试验，或者同时在不同场所、针对不同的环境条件、在不同的时间重复同一研究，以保证研究结果的稳健性。

（2）注重循证实践

鼓励护理人员通过循证实践提高护理质量。系统评价作为循证实践的重要证据资源，将在全球医疗卫生各学科的各类文献中占据重要地位。另外，临床实践指南或证据总结是在系统评价基础上构建的循证资源，也将在护理决策中

具有重要的价值。促进证据向临床转化的实施性研究（implementation study）将逐渐受到护理人员的关注，该类研究探索如何将研究结果以最佳的方式转化到实践中。

（3）强调多学科合作研究

临床护理人员、护理研究者与相关学科专业人士的合作将成为未来的护理研究趋势。这种合作可共同解决生物行为领域、心理社会领域的基础问题，从而让卫生保健领域认识到护士在制定国际、国内卫生政策中的重要作用。

（4）扩展研究结果的传播范畴

充分利用手机等智能移动平台及互联网、电子期刊、电子数据库等信息技术，加快并扩展护理研究结果的传播，从而促进学科的发展。

（5）关注文化因素和健康差异的状况

目前健康差异（health disparities）和健康公平性已成为护理与卫生保健其他领域的核心关注点，因此专业人员将尤其关注医疗/护理干预的生态效度（ecological validity）和文化敏感性（cultural sensitivity）。生态效度是指研究设计和结果与真实情境密切相关。另外，护理人员越来越多地认识到研究必须重点关注人们的健康信念、行为、文化价值观、方言、语言差异。

（6）患者参与医疗照护决策

共同决策（shared decision making）是当今卫生保健发展的另一个趋势，尤其鼓励患者参与到自身医疗照护的决策中，并在其中承担核心角色。循证实践强调将研究证据和患者的偏好与需求作为决策的要素，并设计研究探索这一过程和结局。

7.6　怎样科学地进行临床护理研究选题

选题是指形成、选择和确定一个需要研究与解决的科学问题的全过程。它包括选择研究方向，提出科学问题，并确定研究课题。选题是护理科研工作的第一步，是科学探索的出发点，因此选题这一环节至关重要。那如何才能形成一个科学的护理科研选题呢？

科学的科研选题须符合以下几个原则：

（1）创新性原则

所谓创新性，是指选题应当是目前该领域尚未解决的问题，或者是前人已经研究过但未完全解决的问题，除了以上内容上的创新，在研究方法方面的创新也可以视为符合创新性要求，要求该方法是之前研究同类问题时未使用过的。

（2）科学性原则

科研项目的选题不同于一般的学术汇报或护理交流，必须以科学理论和科学事实为基础，遵循客观规律。选题的整个过程都必须有科学的论证，不能凭空想象，主观臆造。

（3）实用性原则

实用性主要是指所研究问题体现出的效益。对于护理学研究而言，实用性是指其对该学科的发展具有一定的推动作用，只有满足实用性，才能最终立项成功。研究结果是否有助于制定新的护理决策？是否具有相应的社会效益和经济效益？是否经济有效，是否有推广价值？如果以上问题的答案是否，则该项研究课题不具备实用性。

（4）可行性原则

可行性是指该项研究能够顺利完成的可能性，包括理论上的可行性和实践上的可行性。选题要切合实际、具体、明确，选题范围不能太大，涉及面不能太广，每个研究课题集中解决1~2个问题，不能一个课题同时研究多个问题。

综上可知，选题必须考虑到将来遇到的问题和困难，并不是所有的科学问题都能成为一个很好的研究课题。由于客观条件、知识背景及研究者自身研究能力的制约，护理科研工作者应遵循以上原则，进而进行科学选题。

7.7　护理研究设计的基本过程分为哪几步

护理研究的基本过程应遵循普遍性的研究规律，在现有研究成果的基础上，对尚未发掘或深入研究的护理学相关问题进行深入探索。其基本过程如下：

（1）提出研究问题

提出研究问题主要是确定研究领域和方向，形成研究假设；研究问题往往来源于护理实践，如从对住院患者安全问题考虑，跌倒预防是护理的重点，因此跌倒风险评估工具的研制和应用、跌倒预防措施的设计和应用可称为重要的研究课题。

（2）开展文献检索

了解该领域研究现状和未来发展趋势，明确课题研究的理论基础和设计框架；从事研究工作须查阅大量文献，并带着拟探究的问题开展文献查阅、分析和推理。充分利用各种文献检索工具，确定正确的关键词和检索式，在各级各类数据库和检索平台上系统、全面地开展国内、国外文献的检索。文献应以最近几年发表的资料为主，与课题有密切关系的国内、国外论文要精读，并做好读书笔记和文献分析汇总。

（3）选择研究类型和研究设计

确定研究问题和研究对象后，需要选择研究类型和具体的研究设计。研究设计是研究过程中对研究方法的设想和安排，分为量性研究和质性研究两大类型，两类研究均包含不同的研究设计。

（4）确定研究对象

需要明确研究对象的属性，包括研究总体是什么；可及的研究总体是什么；研究样本的特征如何；样本的纳入标准和排除标准如何；需要多大的样本量；计算样本量的依据是什么；如何抽样；如何分组；等等。如果采用随机抽样和随机分组，需要明确随机的过程如何实施。

（5）明确研究变量和测量工具

需要明确研究的变量（variable），即拟研究的变化中的事物是什么，变量包括自变量（independent variable）、因变量（dependent variable），前者往往是一种原因或影响因素，后者是该因素所影响的事物，如在"评价个体化音乐疗法对缓解住院患者术前焦虑效果"的研究中，"个体化音乐疗法"是自变量，"术前焦虑水平"是因变量。该阶段还需要找到合适的测量工具，准确测量变量的现况和变化。研究工具应具有信度、效度、敏感度，能够准确测量研究指标。研究工具质量的高低将直接影响所收集资料的准确程度和可靠性，从而影响研究结果的信度及根据结果所得出的结论等。

（6）收集研究资料

研究往往通过测量、问卷、访谈、观察等方式从研究对象处直接收集原始资料。资料收集时需要对由谁进行资料收集、收集哪些对象的资料、收集什么内容的资料、按什么顺序进行、何时进行资料收集、在何处进行资料收集、是否当场收发问卷等进行周密的规划和设计。如果多人进行资料收集，则需要对资料收集者统一进行培训，使资料收集的流程和对患者解释说明的内容标准化。

（7）分析研究资料

通常研究所得到的资料可分为计量资料（如体重测量值、抑郁评分）、计数资料（如压力性损伤的发生率、口腔溃疡的发生人数），介于两者之间的资料为等级资料（如患者疼痛的分级、疲乏的严重程度分级）。进行统计学分析时，对计量资料、计数资料和等级资料所用的统计方法均不同。资料的描述性分析通常采用百分比、均数、标准差、中位数等指标表示，而推论性统计分析则根据资料的类型、分布类型（正态分布或偏态分布）、方差齐性选择参数法或非参数法进行统计分析。通常采用统计图或统计表归纳和呈现研究结果。而质性研究的资料分析则采用描述、编码、分类、提取主题等方式进行，不采用量化的统计分析。

（8）撰写研究报告

研究报告的撰写是科研工作中一个重要的组成部分，有一定的格式要求，包括立题新颖、目的明确、技术路线清晰、资料翔实、研究过程描述清晰和详细。一般研究报告的内容包括前言（研究的背景和立题依据、文献回顾、研究目的）、研究对象和研究方法、结果、讨论和结论等部分。应用文字表达研究者对课题的思维过程，通过对研究结果的充分讨论得出研究结论。

（9）研究结果的推广和应用

研究结果往往需要在公开发行的期刊上发表，以推广研究成果。研究结果的发表需经过多轮同行评议，这也是论证研究结果的严谨性和是否具有推广性的过程。循证实践的核心就是利用已有的研究结果指导护理实践，优化护理流程，做出科学的护理决策。而研究结果的推广和应用就是循证实践的开端。

7.8 护理研究设计的类型及区别

在确定研究问题和研究对象之后，护理研究同其他临床研究设计一样，需要选择具体的研究类型。根据哲学观的不同，分为量性研究和质性研究两大类型。二者在研究特征上既有联系，又有区别。

（1）量性研究

量性研究（quantitative study）又称定量研究，是生物医学领域传统的研究设计，是在实证主义哲学观下的研究流派，主要特征是强调客观、精确，认为事物是可以寻求规律的，常常用统计的方法对数据进行分析，将研究结果量化。量性研究的具体研究设计包括实验性研究（experimental study）、类实验性研究（quasi-experimental study）、非实验性研究（non-experimental study）。按照流行病学的分类方法，量性研究又包括随机对照试验（randomized controlled trial）、非随机对照试验（non-randomized controlled trial）、观察性研究（observational study）。其中观察性研究又包括队列研究（cohort study）、病例对照研究（case-control study）、描述性研究（descriptive study）等。

（2）质性研究

质性研究（qualitative study）是社会学领域常用的研究方法，是在诠释主义、社会批判主义、后现代主义哲学观下的研究流派，主要特征是强调主观体验和真理的多元化，反对将人类的主观体验、心理特征、社会过程用数据进行简单统计分析，主张用语言深描和反映丰富的人类心理过程及社会互动过程，强调研究者深入研究现场进行长期、多次的观察与访谈，结合档案记录或查询等方式收集和整理资料，并用归纳、分类、推理、提炼主题等方式进行资料分析，用文字呈现研究结果。质性研究包括现象学研究（phenomenology）、描述性质性研究（descriptive qualitative study）、扎根理论研究（grounded theory）、人种学研究（ethnography research）、历史研究（historical study）、个案研究（case study）、行动研究（action research）等。

由上可见，量性研究与质性研究在研究特征上既有联系，又有区别。量性研究与质性研究特征的比较见表7.1。

表7.1　量性研究和质性研究特征的比较

项目	量性研究	质性研究
收集资料的方法	封闭性问卷、结构性观察、检核表	开放式访谈、参与性观察
资料特点	数据可量化	语言、文字、图像等描述性资料
研究目的	证实普遍情况，预测未来发展趋势	寻求解释性理解、寻求个性解放、提出新问题
信度	可复制	不可重复
抽样方法	概率或非概率抽样，样本量较大	多为目的抽样，样本量较小
分析的方法	演绎法，统计分析，在资料收集完成后进行	归纳法，可与资料收集同时进行
论文呈现形式	概括性、客观性的，常使用表格	描述性、主观性的，常通过研究对象的描述性语言来呈现研究结果，并结合研究者的分析性语言

7.9　设计护理研究方案应注意哪些内容

护理研究对象和研究内容的复杂性，决定了护理研究设计方法的多样性。在确定具体的研究设计方案时应注意以下内容：

1）判断研究中是否有人为干预措施。

2）若有人为干预措施且可进行随机分组，则考虑实验性研究。

3）若不能进行随机分组或不能设置平行对照组，则考虑类实验性研究。

4）若无人为干预措施，则考虑非实验性研究。

5）根据研究目的，当进行描述、探索和解释某一护理现象时，多选择非实验性研究设计方案。当进行预测或控制某一护理现象时，多选择实验性或类实验性研究设计方案。

7.10　临床护理论文分为哪几种

护理课题研究，只有最终完成论文，才能体现研究成果，因此护理论文是研究成果的一种表现形式。通过对研究人员发表论文的数量和质量进行评估，可以评价其科研能力。由此可见，深入挖掘护理学理论进行研究、分析、撰写护理论文也是护理领域每一位从业工作者应当具备的专业能力。护理论文可分为下述不同的类型。

1）按研究的具体内容，可以分为临床护理论文、护理教育论文、心理护理论文等。

2）按写作目的，可以分为学术论文和学位论文。学术论文是指某一学术课题的新的科研成果，或是既往已知的原理在实际应用中所取得的新进展的书面总结。按照研究内容，学术论文又可以进一步分为理论研究论文和应用研究论文。学位论文是用来申请授予相应的学位资格而撰写的论文，学位论文又可以进一步划分为学士论文、硕士论文和博士论文。

3）按照论文的格式，目前在国内护理期刊上公开发表的护理论文，可以细分为护理综述、科学研究等。

4）按照学科，可以分为基础护理、专科护理、社会护理等类型的论文。

5）按期刊目次，可以分为论著、综述、专题研究等。其中第一种最为常见，通常由某一领域的专家完成。

任何一种类型的论文，在撰写前均需要确定写作目的，同时不同类型的论文具有对应的写作格式与要求，在写作时要按相应的格式要求完成。

7.11　临床护理论文有哪几种写作方法

护理论文主要的写作方法有以下四种：

（1）经验法

经验法是基于研究者在临床实践或研究中积累的丰富经验，通过分享实际经验、案例分析和反思等进行论文写作。这种方法侧重于个人在实践中的观察、体验和见解，通过描述和分析个案或特定情境下的护理实践经验，深入理解特定问题或现象。经验法的写作方式可以包括故事叙述、案例分析、个案报道等，通过具体的案例和实践经验，展示研究者在护理实践中的思考和应用。这是具有一定写作经验的护理从业者经常采用的方法。

（2）临摹法

有些护理研究也可以"走捷径"，通过阅读大量文献，在公开发行的护理期刊上找到一篇类似的文章格式作为参照，这种模仿他人文章格式的写作方式可以很容易地掌握写作的方法，但缺乏一定的创新性，这通常是初次写论文的学者所采用的方法。

（3）选题法

根据护理学研究领域的问题，选择一个具有研究价值和学术意义的论文题目，并进行相关研究和写作。这种方法注重从学术和科学的角度进行论文写作，以解决特定的问题、填补知识空白或推动护理学科的发展为目标。在选题法中，研究者需要明确定义研究问题、研究目的和研究方法，并进行系统的文献综述和数据收集，以支持论文的结论。该方法写作模式较为单一，着眼于创新和新理论的探讨，写作难度相对较大，对研究者的科研能力要求较高。

（4）点、线结合法

所谓"点"，即要求论文写作的选题范围要小，要具体。"线"是指要对所要探索的护理问题的研究现状、存在问题、解决方法等进行详细分析，在线上找突破，将论文写作的点连接成线。通过一个专题的多方面研究，形成科研报告，撰写护理论文。

7.12 临床护理论文的主要写作步骤

一篇护理论文的形成，从发现研究问题、提出研究假设、研究实施直到取得最终的研究成果并以书面形式最终定稿，撰写的过程通常要经历以下几个基本步骤：选题、设计、实验与观察、资料收集与处理、拟定研究提纲、形成初稿、投稿与回修等（详见第12章）。

7.13 护理科研项目的概念及主要类型

护理科研项目（nursing research project）是解决护理学领域中尚未解决或者尚未完全解决的问题，包括国内外研究现状、研究内容、研究意义、研究目的、研究方案等。

按照不同的标准，护理科研项目也可以划分为不同的类型。

按项目类型进行分类：

（1）基础理论研究

基础理论研究（basic study）是以观察自然现象，探索自然规律，获取新思路、新方法、新方向为目的的研究。护理基础研究是为了揭示护理现象和发现护理规律而进行的研究，研究结果应该具有一定的创新性，对护理理论的发展有推动作用。

（2）应用研究

应用研究（applied study）是指为了满足生产和社会的实际需要，利用科学技术知识实现特定研究目的的创造性研究。

（3）开发性研究

开发性研究（development study）是指在基础理论研究和应用研究的基础上，转化新的材料和装置，建立新的工艺，对护理工作做出实际性改进而进行的研究。

按项目来源进行分类：

（1）国家科技计划项目

国家科技计划项目是指由国家、政府及其下属职能部门规划的自然科学、社会科学等研究项目，包括国家自然科学基金项目、国家科技重大专项项目、国家重点研发计划项目、技术创新引导专项（基金）项目、基地和人才专项项目等。

（2）部委级科研项目

部委级科研项目是指由国家部委、各省省部级单位筹划、资助的科研项目，包括国家卫生健康委员会、国家中医药管理局等部委下达或资助的项目。

（3）省科技厅、卫生健康委员会、教育厅及市科学技术委员会等市、厅、局级下达或资助的研究项目

此类项目如省自然科学基金项目、省中医药管理局项目等。

（4）横向协作项目

此类项目如医药公司、社会团体及相关企事业单位资助的科研项目。

（5）院、校级立项项目

院、校级立项项目是指由各高校、研究所、医院等机构自行设立的科学研究项目。

（6）其他研究项目

其他研究项目如社会团体、社会名流设立的基金，如美国中华医学基金会项目（CMB项目）、霍英东教育基金会基金项目等。

某医院科技申报年历如表7.2所示。

表7.2　某医院科技申报年历

1月	2月	3月	4月
1. 省医学科技奖 2. 省临床样本库开放课题	省抗癌协会科学技术奖	1. 国家自然科学基金项目 2. 省卫生健康委员会医学科研项目 3. 省医院协会医院管理创新课题 4. 省卫生健康委员会医学新技术引进评估 5. 省卫生健康经济管理科研课题 6. 省妇幼保健协会妇幼保健新技术引进奖	省科学技术奖
5月	**6月**	**7月**	**8月**
1. 省妇幼保健协会科研项目 2. 省教育厅教育教学与研究成果奖		市科学技术局项目	某医院中青年人才专项支持计划
9月	**10月**	**11月**	**12月**
1. 省高校重点实验室开放课题 2. 省中医药科学技术奖 3. 省中医药科技发展计划项目 4. 省妇幼健康科研项目 5. 省西学中项目 6. 省专利奖	1. 某医院科技发展基金 2. 市卫生健康委员会医学科研项目 3. 省老年健康科研项目 4. 市卫生健康委员会彭城英才项目 5. 省瑞华慈善基金会临床研究创新奖	1. 省妇幼健康科研项目 2. 省医学会科学技术奖 3. 省科技厅科技计划项目 4. 市卫生健康委员会医学新技术引进评估	某医院院级科研项目

7.14　护理科研计划的基本内容和流程

科研计划是指按照预定的科研目标，根据科学技术发展规律，通过预测分析，对未来一段时间内科学技术研究工作过程做出的全面安排。科研计划管理是指按照既定的科研计划组织实施国家、部门、科研单位的科研管理活动，课题由归口管理部门进行管理，由依托部门提供支持条件。通过科研计划的管理，把科研任务及有关的人、财、物等各种资源有机地组织在一起，为达到预定的目标而共同努力。

不同类型的护理科研计划内容是有差别的，其基本内容相似，主要包括：

（1）前言和立题依据

这是一份科研计划书的主要组成部分，在这部分，课题申请者应提供该项目的研究背景、研究意义、国内外研究现状、现阶段尚未解决的问题及参考文献等。

（2）研究方案

研究方案包括研究内容、研究方法、技术路线、研究步骤、预期成果等。

（3）研究基础

这部分包括与本项目有关的已经取得的研究成绩；课题申请人和主要参与人简历，已经发表的论文及申报的课题；科研经费等。

（4）经费预算

在科研计划中明确各项经费的支出项目、金额等。

（5）其他

在课题申报书的最后，还有一些其他项目，包括课题申请人承诺书、专家意见，申请人科室领导和申请人单位的审查意见等。

护理科研计划管理的流程通常包括以下几个步骤：

（1）申报

科研项目申报是一项科研计划的起点，是科学研究的基础。申报科研项目需要经过严格的相对固定的流程，包括选题、设计研究方案、撰写申请书、组织审议和评审等环节。

（2）实施

课题中标并通过公示正式立项之后，及时填写科研计划合同书。合同书中应包含研究背景、研究目标、研究方案、创新之处、技术路线、预计研究成果及考核指标。项目负责人通常不能改变，项目的主要研究人员如需改变，必须提前提交书面申请报备科研管理部门。

（3）中期考核

大部分科研工作在进行过程中都要做中期考核，汇报的内容主要包括已取得的成果、遇到的困难、下一步的工作方案、经费使用情况等。考核组根据中期汇报的情况进行评分，确定该项目是否可以继续实施。对于认定无法继续实施的项目，追回下拨的经费并限制一定时间内不可再次申请同级别的科研项目。

（4）结题

课题完成之后，科研项目主管部门会组织专家对科研项目研究者的结题报告和相关附件材料进行审核，对项目的完成情况进行评定。在项目实施期间，如需延长研究时间，由项目负责人提出项目延期的书面申请，一般情况下每个项目最多延期一次，最长不超过一年，延期仍无法完成的，将按不合格处理。

7.15 护理科研成果转化几种常见途径

护理科研成果转化是以推动学科发展、改善护理服务质量为目的，整合循证护理和护理研究应用方法的新型交叉领域。护理科研成果只有被转化，才能实现科研的最终目的。通过成果的转化，可以取得经济效益与社会效益，并可提高护理质量与学术水平。护理科研成果只有应用于临床实践，才能验证其科学性，进而推动护理学的进一步发展。

其转化的形式与途径主要包括以下几种：

1）科学理论成果：主要采用学术报告、刊物发表、出版科学专著等方法进行交流推广。

2）新技术、新工艺、新方法类成果：为保证推广和转让的此类成果在生产中能顺利应用，研究单位可针对性地举办各种技术讲习班、培训班以促进科研成果的推广应用。

3）实物性成果：如具有特殊用途的试剂、材料、元件、仪器、设备等，以及生产单位还不能大批生产的某些精度要求高、技术先进的大型仪器设备等科研成果，可以通过具有一定研制能力的科研单位，将其进行小批量试制、生产，使科研成果尽快转化。

4）科研成果的交流：学术交流是科学劳动社会化的产物，是科研工作者的信息流通。它能使知识广泛地在社会上传播。学术委员会或学术团体举办的讲座会、座谈会、报告会，或将成果以论文的形式发表在刊物上，都可以达到互相渗透、互相启发的目的。

8 临床试验相关问题

8.1 什么是药物临床试验

药物临床试验是指以人体（患者或健康受试者）为对象的试验，旨在发现或验证某种试验药物的临床医学、药理学及其他药效学作用、不良反应，或者试验药物的吸收、分布、代谢和排泄，以确定药物的疗效与安全性的系统性试验。

药物临床试验可以有多种类型，一般包括注册试验、上市后药物重点监测研究、研究者发起的研究、真实世界研究等。

8.2 药物临床试验分期

药物临床试验可分为Ⅰ～Ⅳ期。

（1）Ⅰ期临床试验

Ⅰ期临床试验为新药人体试验的起始期，开展初步的临床药理学及人体安全性评价试验，又称为早期人体试验。Ⅰ期临床试验包括耐受性试验和药代动力学研究，一般在健康受试者中进行。其目的是研究人体对药物的耐受程度，并通过药代动力学研究，了解药物在人体内的吸收、分布、消除的规律，为制定给药方案提供依据，以便进一步进行治疗试验。

人体耐受性试验（tolerance trail）是在经过详细的动物实验研究的基础上，观察人体对该药的耐受程度，也就是要找出人体对新药的最大耐受剂量及其产生的不良反应，是人体的安全性试验，为确定Ⅱ期临床试验用药剂量提供重要的科学依据。

人体药代动力学（pharmacokinetics，PK）研究是通过研究药物在人体内的吸收、分布、生物转化及排泄过程的规律，为Ⅱ期临床试验给药方案的制定提供科学的依据。人体药代动力学观察的是药物及其代谢物在人体内的含量随时间变化的动态过程，这一过程主要通过数学模型和统计学方法进行定量描述。药代动力学的基本假设是药物的疗效或毒性与其所达到的浓度（如血液中的浓度）有关。

Ⅰ期临床试验一般从单剂量开始，在严格控制的条件下，试验药物给予少数

（10～100例）经过谨慎选择和筛选出的健康志愿者（对肿瘤药物而言通常为肿瘤患者），然后密切监测血药浓度、药物的排泄性质和任何有益反应或不良作用，以评价药物在人体内的药代动力学和耐受性。通常要求受试者在研究期间住院，每天对其进行24小时的密切监护。随着对新药安全性了解的增加，给药的剂量可逐渐增加，并可以多剂量给药。

（2）Ⅱ期临床试验

Ⅱ期临床试验是治疗作用初步评价阶段。本阶段的目的是对该药物的靶向适应证患者的治疗效果和安全性进行初步评估，同时为Ⅲ期临床试验研究设计和给药剂量方案的确定提供依据。此阶段的研究设计可以根据具体的研究目的采用多种形式，包括随机盲法对照临床试验。Ⅱ期临床试验最少病例数（试验组）为100例，要求试验组和对照组例数相等。

（3）Ⅲ期临床试验

Ⅲ期临床试验为治疗作用确证阶段。评价患者获益与风险的关系，进一步确证药物对目标适应证患者的疗效和安全性，最终为药物注册申请的审查提供充分的依据，是本阶段临床试验的目的。试验一般应为具有足够样本量的随机盲法对照试验。

本期试验的样本量要远大于前两期试验，更多样本量有助于获取更丰富的药物安全性和疗效方面的资料，对药物的益处/风险进行评估，为产品获批上市提供支撑。

该期试验一般为具有足够样本量的随机盲法对照试验。Ⅲ期临床试验一般需要几百甚至上千人，最少病例数（试验组）为300例，且大多为世界范围的多中心试验。临床试验将对试验药物与安慰剂（不含活性物质）或已上市药品的有关参数进行比较。试验结果应具有可重复性。

Ⅲ期临床试验的目标：增加患者接触试验药物的机会，既要增加受试者的人数，还要增加受试者用药的时间；对不同的患者人群确定理想的用药剂量方案；评价试验药物在治疗目标适应证时的总体疗效和安全性。该阶段是临床研究项目最繁忙和任务最集中的部分。

（4）Ⅳ期临床试验

Ⅳ期临床试验为新药上市后应用研究阶段。Ⅳ期临床试验病例数一般为2000例。其目的是考察在广泛使用条件下药物的疗效和不良反应，评价在普通人群或特殊人群中使用的获益与风险关系，进一步改进给药剂量，甚至发现新的适应证。

另外，生物等效性（bioequivalency，BE）试验是用生物利用度研究的方法，以药代动力学参数为指标，比较同一种药物的相同或者不同剂型的制剂，在相同的试验条件下，其活性成分吸收程度和速度差异有无统计学意义的人体试验。

8.3 药物临床试验项目负责人的资质要求

研究者是指实施临床试验并对临床试验质量及受试者权益和安全负责的试验现场的负责人。药物临床试验项目负责人应当满足以下要求：

1）具有高级职称并参加过3个以上药物临床试验，且在国家药物和医疗器械临床试验机构备案管理信息系统完成备案登记。

2）具有在临床试验机构的执业资格；具备临床试验所需的专业知识、培训经历和能力；能够根据申办者、伦理委员会和药品监督管理部门的要求提供最新的工作履历和相关资质文件。

3）熟悉申办者提供的试验方案、研究者手册、试验药物相关资料信息。

4）能够在临床试验约定的期限内按照试验方案入组足够数量受试者。

5）在临床试验约定的期限内有足够的时间实施和完成临床试验。

6）在临床试验期间有权支配参与临床试验的人员，具有使用临床试验所需医疗设施的权限，正确、安全地实施临床试验。

7）在临床试验期间确保所有参加临床试验的人员充分了解试验方案及试验用药物，明确各自在试验中的分工和职责，确保临床试验数据真实、完整和准确。

8）研究者监管所有研究人员执行试验方案，并采取措施实施临床试验的质量管理。

8.4 临床试验应遵循的基本原则

临床试验应遵循伦理、科学、依法三大原则。

8.5 什么是GCP

GCP是药物临床试验质量管理规范（good clinical practice）的缩写，是药物临床试验全过程的质量标准，包括方案设计、组织实施、监查、稽查、记录、分析、总结和报告。

8.6 什么是受试者知情同意

知情同意，指受试者被告知可影响其做出参加临床试验决定的各方面情况后，确认同意自愿参加临床试验的过程。该过程应当以书面的、签署姓名和日期的知情同意书作为文件证明。

8.7　获取知情同意应注意哪些方面

研究者实施知情同意应遵循《赫尔辛基宣言》的伦理原则：

1）研究者应当使用经伦理委员会同意的最新版的知情同意书和其他提供给受试者的信息。试验过程中如有知情同意书更新，受试者应当再次签署知情同意书。

2）签署知情同意书之前，研究者或者指定研究人员应当采用通俗易懂的语言向受试者详细地介绍临床试验方案及其他需提供给受试者的信息，给予受试者或者其监护人充分的时间和机会了解临床试验的详细情况，并详尽回答受试者或者其监护人提出的与临床试验相关的问题。严禁使用欺骗、利诱、胁迫等手段使受试者同意参加试验，允许受试者在试验的任何阶段退出该试验。

3）受试者或者其监护人，以及执行知情同意的研究者应当在知情同意书上分别签名并注明日期，如非受试者本人签署，应当注明关系。

4）若受试者或者其监护人缺乏阅读能力，应当有一位公正的见证人见证整个知情同意过程。研究者应当向受试者或者其监护人、见证人详细说明知情同意书和其他文字资料的内容。如受试者或者其监护人口头同意参加试验，在有能力情况下应当尽量签署知情同意书，见证人还应当在知情同意书上签字并注明日期，以证明受试者或者其监护人就知情同意书和其他文字资料得到了研究者准确的解释，并理解了相关内容，同意参加临床试验。

5）受试者或者其监护人应当得到已签署姓名和日期的知情同意书原件或者副本和其他提供给受试者的书面资料，包括更新版知情同意书原件或者副本，以及其他提供给受试者的书面资料的修订文本。

6）受试者为无民事行为能力的，应当取得其监护人的书面知情同意；受试者为限制民事行为能力的，应当取得本人及其监护人的书面知情同意。当监护人代表受试者知情同意时，应当在受试者可理解的范围内告知受试者临床试验的相关信息，并尽量让受试者亲自签署知情同意书和注明日期。

7）紧急情况下，参加临床试验前不能获得受试者的知情同意时，其监护人可以代表受试者知情同意，若其监护人也不在场，受试者的入选方式应当在试验方案及其他文件中清楚表述，并获得伦理委员会的书面同意；同时应当尽快得到受试者或者其监护人可以继续参加临床试验的知情同意。

8）当受试者参加非治疗性临床试验时，应当由受试者本人在知情同意书上签字同意和注明日期。只有符合下列条件，非治疗临床试验才可由监护人代表受试者知情同意：临床试验只能在无知情同意能力的受试者中实施；受试者的预期风险低；对受试者健康的负面影响已降至最低，且法律法规不禁止该类临床试验的实施；该类受试者的入选已经得到伦理委员会审查同意。该类临床试验原则上只能在存在试验药物适用的疾病或者适用状况的患者中实施。在临床试验中应当严密观察受试者，若受试者出现过度痛苦或者不适的表现，应当让其退出试验，还应当给予必要的处置以保证受试者的安全。

9）病史记录中应当记录受试者知情同意的具体时间和人员。

10）儿童作为受试者，应当征得其监护人的知情同意并签署知情同意书。当儿童有能力做出同意参加临床试验的决定时，还应当征得其本人同意。如果儿童受试者本人不同意参加临床试验或者中途决定退出临床试验，即使监护人已经同意参加或者愿意继续参加，也应当以儿童受试者本人的决定为准，除非在严重或者危及生命疾病的治疗性临床试验中，研究者、监护人认为儿童受试者若不参加研究其生命会受到危害，这时其监护人的同意即可使受试者继续参与研究。在临床试验过程中，儿童受试者达到了签署知情同意的条件，则需要由本人签署知情同意之后方可继续实施。

8.8 什么情况下需要再次签署知情同意书

在试验过程中发生下列情形时，研究者应当再次获取研究参与者的知情同意：①与研究参与者相关的研究内容发生实质性变化的；②与研究相关的风险实质性提高或者增加的；③研究参与者民事行为能力等级提高的。

8.9 盲法试验及双盲双模拟技术

盲法（blind method）是指为避免设计、资料收集或分析阶段容易出现信息偏倚，在设计时采用的方法，可使研究者或研究对象不明确干预措施的分配，研究结果更加真实、可靠。根据盲法及设盲程度不同，可分为单盲试验、双盲试验和三盲试验。

单盲试验（single blind trial）：仅受试者对试验的处理因素处于盲态，而研究人员（包括研究者、参与试验效应评价的研究人员、数据管理和统计分析人员）知晓受试者接受的处理因素。

双盲试验（double blind trial）：负责跟进受试者病情的研究者和受试者对试验的处理因素都处于盲态。双盲试验设计包括一级设盲和二级设盲，这是临床试验中最为常用的盲法设计方法。

三盲试验（triple blind trial）：除了双盲试验中规定的研究者和受试者处于盲态外，在三盲试验中其他研究人员，如参与试验效应评价的研究人员、数据管理和统计分析人员等也处于盲态。通常，对于临床试验方案中规定为双盲的试验，在试验实际操作执行过程中，一般按照三盲的要求实施。

在双盲试验中，如果两种试验用药物的外观（颜色、形状、大小或剂型）不同，应使用模拟药物，即与两种试验用药物外观相同的安慰剂来保证双盲设计。两药为甲、乙，一组受试者服药物甲、安慰剂乙，另一组反之。这样，每个受试者会同时服用一种有效试验用药物和一种外观与对照药相同的安慰剂，即每人服用两种试验用药物，但其中只有一种为有活性成分的试验用药物，另一种为对照治疗的安慰剂，无论研究者、受试者和数据分析者均对试验治疗保持未知，称为双盲双模拟。

8.10　什么是药物临床试验不良事件

不良事件（adverse event，AE）：受试者接受试验用药物后出现的所有不良医学事件，可以表现为症状、体征、疾病或者实验室检查异常，但不一定与试验用药物有因果关系。

8.11　什么是药物临床试验严重不良事件

严重不良事件（serious adverse event，SAE）是指受试者接受试验用药物后出现死亡、危及生命、永久或者严重的残疾或者功能丧失、受试者需要住院治疗或者延长住院时间，以及先天性异常或者出生缺陷等不良医学事件。

8.12　什么是可疑且非预期严重不良反应

可疑且非预期严重不良反应（suspected unexpected serious adverse reaction，SUSAR）是指临床表现的性质和严重程度超出了试验药物研究者手册、已上市药物的说明书或者产品特性摘要等已有资料信息的可疑并且非预期的严重不良反应。

8.13　药物临床试验安全性上报流程

除试验方案或者其他文件（如研究者手册）中规定无须立即报告的SAE外，研究者应当立即向申办者书面报告所有SAE，随后应当及时提供详尽的书面随访报告；如遇特殊情况，可以先采用电话报告，随后再递书面报告。

申办者收到任何来源的安全性相关信息后，均应当立即分析评估，包括严重性、与试验药物的相关性及是否为预期事件等。申办者应当将SUSAR快速报告给所有参加临床试验的研究者及临床试验机构、伦理委员会；同时向药品监督管理部门和卫生健康主管部门报告。

对于致死或危及生命的SUSAR，以申办者获知的当天为第0天起，申办者在获知后首次7天内上报，并在随后的8天内报告、完善随访信息。对于非致死或危及生命的非预期严重不良反应，申请人应在首次获知后尽快报告，但不得超过15天。SUSAR报告由申办者签字后报送研究者，研究者审阅签字后报送药物临床试验机构和伦理委员会，并考虑受试者的治疗是否进行相应调整，必要时尽早与受试者沟通。其他中心发生的非致死或危及生命的SUSAR则应按照申办者或研究中心的规定递交报告。

当申办者和研究者在SUSAR与药物因果关系判断中不能达成一致时，其中任何一方判断不能排除与试验药物相关的，都应该进行快速报告。申办者应将SUSAR快速报告至所有参加临床试验的研究者及临床试验机构、伦理委员会、药品监督管理部门和卫生健康主管部门。

SAE中，引起受试者死亡、危及生命的情形应当予以特别关注，因为此类事件的发生都并非开展临床试验所期望的结局，因此无论是否最后判定为SUSAR，如试验机构和伦理委员会认为有必要及时获知并采取措施控制试验风险，可根据承接试验风险和本机构实际情况等，增加此报告要求。

涉及死亡事件的报告，研究者应当向申办者和伦理委员会提供其他所需要的资料，如尸检报告和最终医学报告。

另外，特别关注的不良事件（adverse event of special interest，AESI）是针对研究药物的科学和医学上关注的事件，可能需要密切监测并由研究者迅速与申办者沟通。AESI可以是严重或非严重事件。

申办者提供的药物研发期间安全性更新报告应当包括临床试验风险与获益的评估，有关信息通报给所有参加临床试验的研究者及临床试验机构、伦理委员会。

申办者应及时更新研发期间的安全性报告，同时有必要向所有研究中心报告其他研究中心发生的安全性事件，尤其是SUSAR，以利于研究者及时掌握药物最新安全性材料及试验风险，保护受试者合法权益。

8.14　怎样处理临床试验过程中出现的妊娠事件

（1）按国际人用药品注册技术协调会（ICH）及相关法规要求，除AE外，申办者尚需收集妊娠报告。

一般会在试验方案中要求报告受试者或其配偶（包括异性伴侣）是否有妊娠

情况发生，报告的时限要求同SAE报告，并且需要随访至妊娠结局（如妊娠终止、分娩）。

（2）报告时限：根据最新法规要求，研究者在获知妊娠事件的规定时间内进行报告。

（3）报告方式：根据申办者要求，可使用申办者提供的"妊娠报告表"并按要求进行报告。

尽管妊娠本身并不属于AE，但任何妊娠并发症或因医学原因而选择终止妊娠的事件将按AE或SAE记录。意外流产、治疗性流产或者自然流产，均应按SAE报告。类似地，暴露于研究药物的受试者分娩的婴儿出现任何先天性异常或出生缺陷，均应作为SAE记录并报告。大多数方案需要迅速通知申办方，以便随访妊娠结果。妊娠事件应记录并录入安全数据库/临床数据库中，并在临床试验总结报告中体现。

8.15　药物如果发生超温怎么处理

药物临床试验中，临床试验用药物关系到整个临床试验的质量与进程，但试验药房在实际工作中会遇到各种有关保存条件的问题，尤其是试验药物的超温问题，不容忽视。

1）在储存过程中，发现药物超温，应立即上报研究者，同时将超温药物转移至符合储存条件的储存柜中，并做"隔离"标记，避免将超温药物发放给受试者。

2）导出温度记录，记录超温时间段与最高/最低温度。

3）检查相关仪器设备是否存在故障，分析超温原因。

4）填写药物超温报告，并将相关文件报告至项目组/申办方，等待项目组/申办方反馈药物评估报告，如若药物无质量问题可以继续使用，可将试验药物解除隔离，放回原储存柜中，继续使用；如不能使用，药物管理员应尽快联系项目组/申办方回收试验药物。

5）及时总结教训，尽可能避免再次出现药物超温的情况。情节严重的，应对相关人员进行再次培训甚至提前终止授权。

6）在获得申办方意见前，不能将药物发放给受试者使用。

7）同时，药物超温应及时报告伦理委员会进行审核。

8.16　如何提高受试者的依从性

临床试验受试者的依从性（compliance），指临床试验参与各方遵守与临床试验有关要求、规范和相关法律法规。受试者的依从性决定了试验结果是否可靠。受试者的依从性主要指受试者是否按试验方案的要求用药、是否按要求接受随访。一般来讲，住院患者的依从性较好控制，但门诊患者的依从性往往不易掌握。

（1）提高受试者用药依从性

如果条件允许，可要求受试者在研究者或者研究护士直接观察下用药；每次随访时应及时、详细记录患者的用药情况，核对药物发放/回收数量，指导用药日记卡的填写；当随访周期较长时，研究者或者授权的研究人员可以适当增加电话访问，询问并指导用药。

（2）提高受试者访视的依从性

制定合理的试验方案、完善试验流程，保证试验方案的可行性与便宜性。受试者作为临床试验的参与者，试验方案应与受试者日常生活尽量相适应，如有需要，甚至可以让受试者参与试验方案的制定；在进行知情同意时，向受试者解释清楚有关试验的详细情况，使其对试验方案有足够的了解；研究者不仅仅保存受试者手机号一种联系方式，也可以增加微信、QQ或者其亲属的联系方式，在下次访视前提前联系受试者或其亲属沟通访视事宜；医疗机构可以为参加临床试验的受试者开辟访视"绿色通道"，尽可能缩短其检查等待时间、降低检查费用；对于交通不便的受试者也可以在合理范围内给予其一定的交通补助；研究者也应提高服务意识，与受试者保持良好的关系，以良好的态度加强与受试者日常沟通联系，通过建立和谐友好、相互信赖的关系加强对受试者的管理。

8.17　单中心临床试验和多中心临床试验定义

单中心临床试验是指一个研究者按试验方案在医疗机构进行的临床试验。多中心临床试验是多个研究者按照同一临床试验方案，在不同临床试验中心和单位同时进行的临床试验。

8.18　多中心临床试验的特点及优势

与单中心临床试验相比，多中心临床试验中有多名研究者参与，在多家研究医疗机构进行，可以充分考虑试验的各种风险因素，集思广益，提高试验方案的设计质量；试验规模大，患者分布广泛，使得试验结果更加可靠，减少地区因素对药物疗效的干扰，增加试验药物的普适性；同时能够在更短的时间内招募到更多的受试者，缩短试验周期，为试验药物的早日上市争取时间。

8.19　医疗器械的定义和分类

医疗器械是指直接或间接用于人体的仪器、设备、器具、体外诊断试剂及校准材料，以及类似或者相关的物品，医疗器械目前分为三个类别，分别是一类、二类和三类。

一类是风险程度低，实行常规管理可以保证其安全、有效的医疗器械。

二类是具有中度风险，需要严格控制管理以保证其安全、有效的医疗器械。

三类是具有较高风险，需要采取特别措施严格控制管理以保证其安全、有效的医疗器械。

8.20　什么是医疗器械临床试验

医疗器械临床试验是指在中华人民共和国境内，为申请医疗器械（含体外诊断试剂）注册而实施的医疗器械临床试验相关活动。

8.21　什么是医疗器械临床试验质量管理规范

医疗器械临床试验质量管理规范是医疗器械临床试验的质量标准，涵盖医疗器械临床试验全过程，包括医疗器械临床试验的方案设计、实施、监查、稽查、检查，数据的采集、记录、保存、分析，总结和报告等。

8.22　什么是医疗器械临床试验不良事件

医疗器械临床试验不良事件是指在医疗器械临床试验过程中出现的不良医学事件，无论是否与试验医疗器械相关。

8.23　什么是医疗器械临床试验严重不良事件

医疗器械临床试验严重不良事件是指医疗器械临床试验过程中发生的导致死亡或者健康状况严重恶化，包括致命的疾病或者伤害、身体结构或者身体功能的永久性缺陷、需要住院治疗或者延长住院时间、需要采取医疗措施以避免对身体结构或者功能造成永久性缺陷；导致胎儿窘迫、胎儿死亡或者先天性异常、先天缺损等事件。

8.24　什么是器械缺陷

器械缺陷是指临床试验过程中医疗器械在正常使用情况下存在可能危及人体健康和生命安全的不合理风险，如标签错误、质量问题、故障等。

8.25　医疗器械临床试验中安全性信息处置

（1）医疗器械临床试验中发生不良事件或严重不良事件时

医疗器械临床试验中发生不良事件时，研究者应当为受试者提供足够、及时的治疗和处理；当受试者出现并发疾病需要治疗和处理时，研究者应当及时告知受试者。研究者应当记录医疗器械临床试验过程中发生的不良事件和发现的器械缺陷。

发生严重不良事件时，研究者应当立即对受试者采取适当的治疗措施；同时，研究者应当在获知严重不良事件后24小时内，向申办者、医疗器械临床试验机构管理部门、伦理委员会报告；并按照临床试验方案的规定随访严重不良事件，提交严重不良事件随访报告。

发现医疗器械临床试验的风险超过可能的获益，需要暂停或者终止临床试验时，主要研究者应当向申办者、医疗器械临床试验机构管理部门、伦理委员会报告，及时通知受试者，并保证受试者得到适当治疗和随访。

（2）主要研究者应当及时处理收到的安全性信息

收到申办者提供的试验医疗器械相关严重不良事件和其他安全性信息时，应当及时签收阅读，并考虑受试者的治疗是否进行相应调整，必要时尽早与受试者沟通。

收到申办者或者伦理委员会需要暂停或者终止医疗器械临床试验的通知时，应当及时通知受试者，并保证受试者得到适当治疗和随访。

9　临床研究设计中的常用统计方法

9.1　临床研究统计中常见的数据类型

临床研究的统计学分析中，常将收集的数据分为以下三类：

（1）定量数据

定量数据（quantitative data）也称为计量资料。定量数据的特点在于能够用数值大小来衡量研究指标的水平高低。因此，定量数据一般有计量单位。常见的临床定量数据包括年龄、身高、体重、血压等。其中，年龄和血压一般为整数，称为离散型定量数据。身高、体重的数值一般包含小数，称为连续型定量数据。

（2）定性数据

定性数据（qualitative data）也称为计数资料，是按照某种标准将研究指标分成互不相容类别或属性。根据类别的多少，定性数据可分为二分类定性数据（如性别、疾病状态等）和多分类定性数据（如血型、职业等）。

（3）等级数据

等级数据（ordinal data）也称为有序数据，是一种特殊的定性数据。等级数据的特点在于研究指标被分成了多个类别，但不同类别之间存在着程度或顺序上的递进，如尿糖的化验结果分为–、+、++、+++。

9.2　如何描述计量资料集中趋势

临床研究的统计学分析中，常用平均数（average）来描述计量资料的集中趋势，包括算术均数（arithmetic mean）、几何均数（geometric mean）和中位数（median）。研究中应根据计量资料的分布特征选择不同的平均数进行描述。

（1）算术均数

算术均数简称均数，适用于描述正态分布计量资料的集中趋势，如描述某人群平均身高、平均血红蛋白等。

（2）几何均数

临床研究中有一类比较特殊的指标，如抗体滴度、血清凝集效价等，其特点是指标的数值是按倍数变化的。对于这类呈等比关系的数据，描述其集中趋势常选择几何均数。

（3）中位数

中位数即将一组数据的观察值按从小到大的顺序排列，居中心位置的数值。其适用于描述任何分布的计量资料，尤其是偏态分布、分布不清及开口计量资料的集中趋势。

9.3 如何描述计量资料离散趋势

临床研究的统计学分析中，用于描述计量资料离散趋势的指标包括极差（range）、四分位数间距（quartile range）、方差（variance）、标准差（standard deviation）、变异系数（coefficient of variation）。研究时同样应根据计量资料的分布特征来选择不同的指标。

（1）极差

极差即一组数据的观察值中最大值和最小值的差值。极差越大，数据的离散程度越大。其优点在于容易计算，且对数据的分布不做要求。但同时，极差只考虑了最大值和最小值，只能粗略地说明数据的波动范围，且会受到极端值的影响而变得不稳定。因此，该指标应用相对较少。

（2）四分位数间距

四分位数间距是指将一组数据的观察值按从小到大的顺序排列后，第75百分位数（P_{75}）与第25百分位数（P_{25}）之间的差值，即P_{75}-P_{25}。四分位数间距越大，数据的离散程度越大。该指标适用于描述任何分布的计量资料，尤其是偏态分布、分布不清及开口计量资料的离散趋势。

（3）方差/标准差

方差/标准差适用于描述正态分布计量资料的离散趋势，方差/标准差越大，数据的离散程度越大。

（4）变异系数

变异系数即同一研究指标的标准差与均数的比值，用于对均数相差较大或单位不同的几组研究指标的离散程度进行比较，可消除计量单位对于评价研究指标离散程度的影响。变异系数越大，意味着相对于均数而言，变异程度越大。

9.4　临床研究中常用的统计学方法

　　数据分析时，选择正确的统计学方法至关重要，我们可以按照下面的思维流程进行统计学方法的选择。首先，判断进入分析的指标是单变量、双变量还是多变量。然后，判断变量的数据类型是定量数据、无序定性数据还是等级数据。对于单变量的分析，在完成变量数据类型的判断后，需要进一步考虑是进行单样本、两样本还是多样本间的比较。对于双变量或多变量的分析，在完成变量数据类型的判断后，需要进一步考虑是进行单因素还是多因素分析。

　　进行单变量的统计学分析时，如果变量的数据类型为定量数据，则分析思维流程如下（图9.1）：

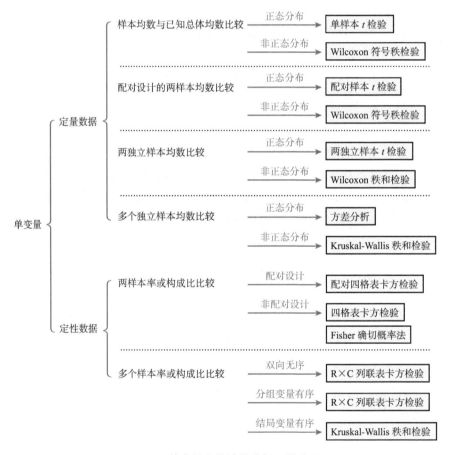

图9.1　单变量的统计学分析思维流程

1）样本均数与已知总体均数比较：如果数据服从正态分布，则选用单样本 t 检验；如果不服从正态分布，则考虑选择 Wilcoxon 符号秩检验。

2）配对设计的两样本均数比较：如果差值服从正态分布，选用配对样本 t 检验；如果不服从正态分布，则考虑选择 Wilcoxon 符号秩检验。

3）两独立样本均数比较：如果数据服从正态分布，且方差齐，选用两独立样本 t 检验，方差不齐，选择 t' 检验；如果不服从正态分布，则考虑选择 Wilcoxon 秩和检验。

4）多个独立样本均数比较：如果数据服从正态分布，且方差齐，选用方差分析；如果不服从正态分布，则考虑选择 Kruskal-Wallis 秩和检验。

进行单变量的统计学分析时，如果变量的数据类型为定性数据，则分析思维流程如图 9.1 所示。

1）两样本率或构成比的比较：如果研究是配对设计，则选择配对四格表卡方检验（McNemar test）；如果为非配对设计，则选择四格表卡方检验（chi-square test）或 Fisher 确切概率法。

2）多个样本率或构成比的比较：对于 R×C 列联表数据，如果行变量（分组变量）和列变量（结果变量）均为无序数据或行变量（分组变量）为有序数据，则选择 R×C 列联表卡方检验；如果列变量（结局变量）为有序数据，则选择 Kruskal-Wallis 秩和检验。

进行双变量的简单相关性分析时，如果双变量均服从正态分布，可以使用 Pearson 线性相关性分析，如果双变量中存在任意一个变量为等级数据，则选择 Spearman 等级相关分析（图 9.2）。

进行双变量的直线回归分析时，如果结局变量为定量数据，则选择简单线性回归分析；如果结局变量为定性数据，则选择单因素 Logistic 回归分析；如果结局变量为生存状态和生存时间数据，则需要使用单因素 Cox 比例风险回归分析（图 9.2）。

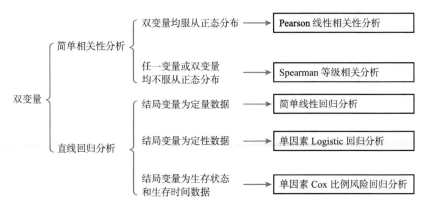

图 9.2 双变量的统计学分析思维流程

进行多变量的直线回归分析时，如果结局变量为定量数据，则选择多元线性回归分析；如果结局变量为定性数据，则选择多因素Logistic回归分析；如果结局变量为生存状态和生存时间数据，需要使用多因素Cox比例风险回归分析（图9.3）。

如果想要分析多变量数据中的核心因子，需要借助主成分分析和因子分析。如果要对多变量数据进行分类，可以选择聚类分析（图9.3）。

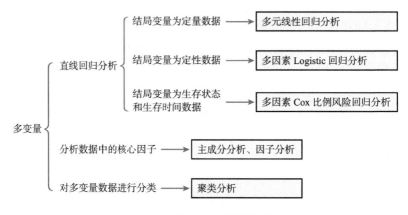

图9.3　多变量的统计学分析思维流程

9.5　*t*检验的适用条件及操作步骤

临床研究中，若需要对两组之间某研究指标的均数进行比较，可选择*t*检验进行统计学分析。根据研究设计和资料的性质，*t*检验分为单样本*t*检验、配对样本*t*检验和两独立样本*t*检验。其中，配对样本*t*检验和两独立样本*t*检验在临床中的应用更为广泛。

例如，随机抽取了10份乳酸饮料制品，比较方法A和方法B对乳酸饮料中脂肪含量的测定结果。该研究为配对设计，比较的是两种方法测定的饮料中的脂肪含量，因此可使用SPSS软件进行配对样本*t*检验。具体操作步骤如图9.4所示。

例如，将12周高脂造模成功的16只家兔随机等分为2组，一组在饲料中添加青藤碱，一组不添加，连续喂养3周后，比较两组家兔的心脏血液中高密度脂蛋白含量。该研究为完全随机设计，比较两组间心脏血液中的高密度脂蛋白含量，因此可进行两独立样本*t*检验。具体操作步骤如图9.5所示。

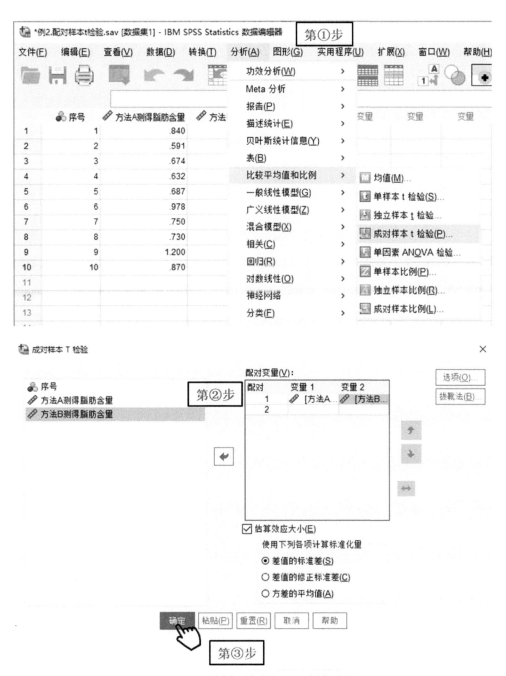

图9.4 配对样本 t 检验的 SPSS 操作步骤

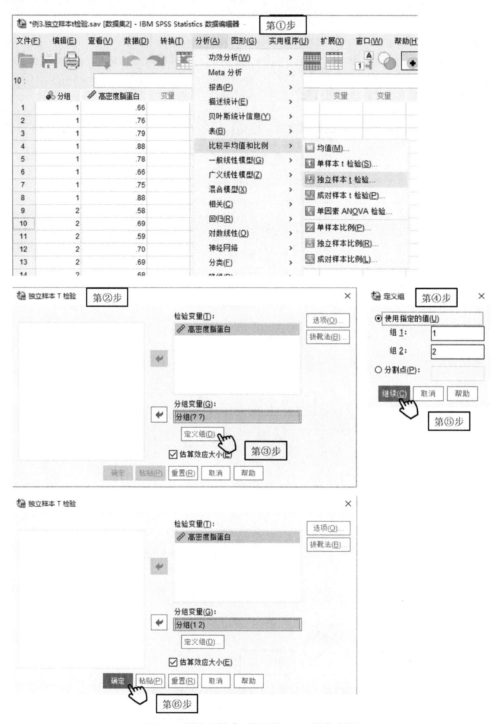

图9.5 两独立样本*t*检验的SPSS操作步骤

9.6　方差分析的适用条件及操作步骤

临床研究中，当对多组间（两组以上）某研究指标的均数进行比较时，采用重复t检验的方式进行统计学分析，可增加Ⅰ类错误（type Ⅰ error）发生的概率。此时，应选择方差分析，若方差分析结果具有显著性差异，应后续使用Dunnett-t检验、SNK-q检验、LSD-t检验中的一种或多种进行多重比较。

例如，选择120名高脂血症患者并采用完全随机设计方法将患者等分为3组，随机安排服用3种降血脂药物，比较用药6周后3组患者甘油三酯降低量有无差别。该研究为完全随机设计，比较3组间患者用药后的甘油三酯降低量有无差别，因此可进行方差分析。具体操作步骤如图9.6所示。

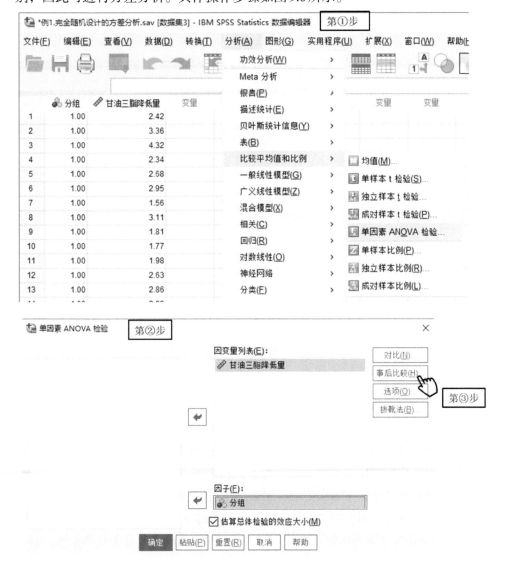

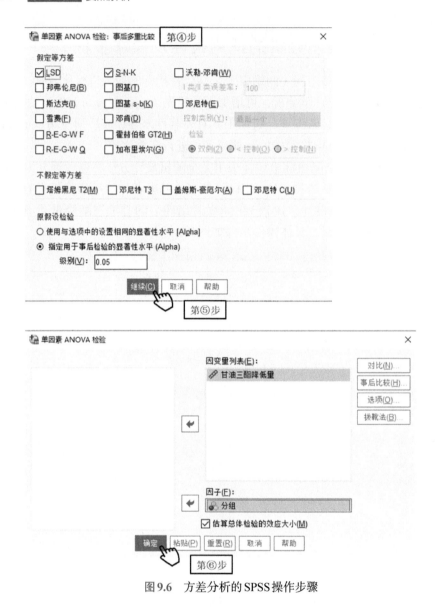

图 9.6 方差分析的 SPSS 操作步骤

9.7 卡方检验的适用条件及操作步骤

在临床研究中，若研究指标为分类变量，比较两个或多个总体率或构成比之间有无差异，可选择卡方检验进行统计学分析。根据研究设计和独立样本的数量，卡方检验分为四格表卡方检验、配对四格表卡方检验和行×列表卡方检验。其中，四格表卡方检验在临床中的应用最为广泛。

例如，将病情相似的169名消化性溃疡患者随机分成两组，分别用奥美拉唑和雷尼替丁治疗，4周后比较这两种药物治疗消化性溃疡的愈合率有无差异。基于研究的设计和数据的类型，可进行四格表卡方检验。具体操作步骤如图9.7所示。

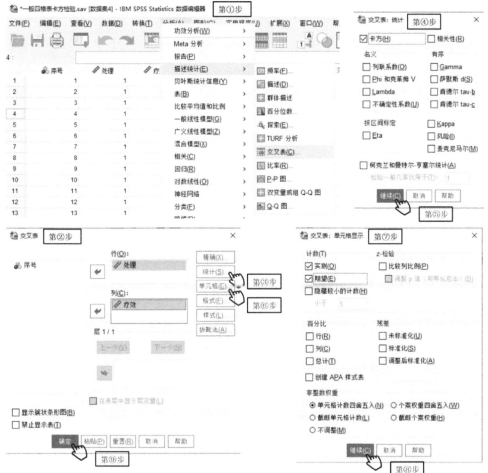

图9.7　四格表卡方检验的SPSS操作步骤

9.8　秩和检验的适用条件及操作步骤

临床研究中，若研究指标为非正态分布或分布类型不明的定量变量，配对设计的两样本均数间比较可选择Wilcoxon符号秩检验；两组独立样本间的均数比较可选择Mann-Whitney U检验；多组独立样本间的均数比较可选择Kruskal-Wallis秩和检验；若Kruskal-Wallis秩和检验结果显示具有显著性差异，应后续进行多重比较。若研究指标为等级变量，同样选择Kruskal-Wallis秩和检验，并当检验结果具有显著性差异时进行后续的多重比较。

例如，用X线测量10例肺癌患者和12例硅肺0期工人的肺门横径右侧距RD值（cm）。比较肺癌患者与硅肺0期工人的RD值是否有差异。该研究为完全随机设计，然而样本量太少导致数据呈偏态分布，因此需要进行两组间的Mann-

Whitney U检验。具体操作步骤如图9.8所示。

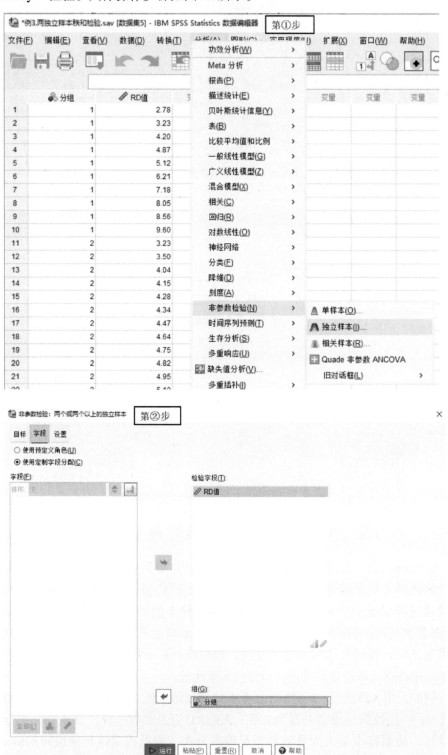

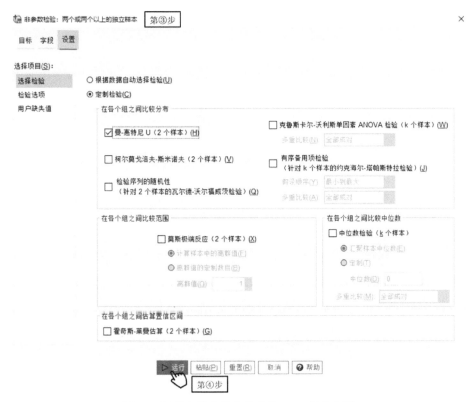

图 9.8　两独立样本秩和检验的 SPSS 操作步骤

9.9　直线相关分析的适用条件及操作步骤

在进行临床研究的过程中，常常涉及探讨不同实验室指标之间或实验室指标与其他生物学指标之间的相关性。那么，如何确定不同指标之间是否存在线性关系、其关联强度及关联方向？

事实上，一些常见的统计学相关性分析就可以帮助研究者解决这一问题。如果两个研究指标都属于定量变量且服从正态分布，可以选择 Pearson 线性相关性分析，并通过计算 Pearson 相关系数判断两个指标之间的关联强度及关联方向。如果 Pearson 相关系数的数值为正，则两个指标间存在正相关关系，反之则为负相关关系；相关系数的绝对值越大，说明两个指标间的相关程度越密切，反之亦然。

例如，某地一项膳食调查中，随机抽取了 14 名 40～60 岁的健康女性，测得每人的基础代谢（kJ/d）与体重（kg）数据，分析这两项指标间有无关联。基础代谢和体重这两个指标都是定量变量且是正态分布，可选择 Pearson 线性相关性分析探讨这两项指标的关联。具体操作步骤如图 9.9 所示。

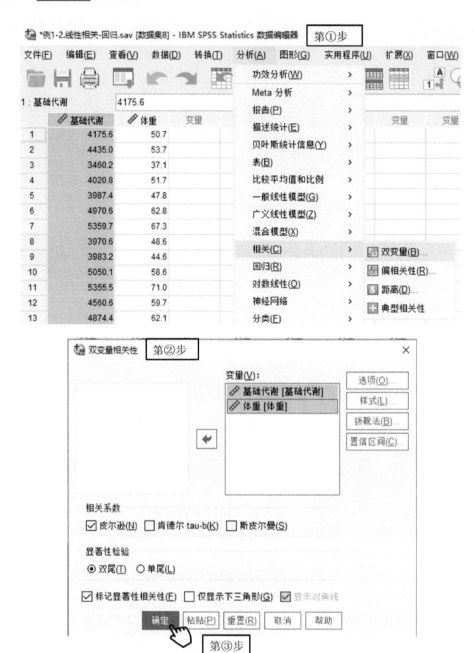

图9.9　双变量Pearson线性相关性分析的SPSS操作步骤

9.10　等级相关分析的适用条件及操作步骤

如果两个研究指标中至少存在一个指标是等级变量，则Pearson线性相关性分析不再适用。此时，应该选择使用Spearman等级相关分析。如果Spearman相关系数的数值为正,则两个指标间存在正相关关系,反之则为负相关关系;相关系数的绝对值越大,说明两个指标间的相关程度越密切,反之亦然。

　　例如,医院测定了10例6个月至7岁贫血患儿的血红蛋白含量与贫血体征,研究其相关性。该研究的两个变量中,血红蛋白含量为定量变量,但贫血体征为等级变量,基于此,应该选择Spearman等级相关分析。具体操作步骤如图9.10所示。

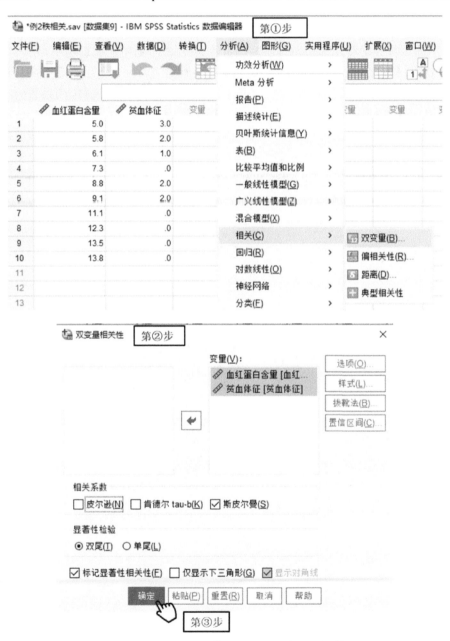

图9.10　双变量Spearman等级相关分析的SPSS操作步骤

9.11 线性回归分析的适用条件及操作步骤

当需要进一步探讨不同指标之间的依存/因果关系时，可以选择线性回归分析。在生物医学领域，某种指标的改变往往是由多个因素共同引起的，当同时研究多个因素与结局指标之间的关系时，更多的是构建多重线性回归模型。

线性回归分析仅要求因变量为定量数据类型，且服从正态分布。通过回归系数 β 的正负和绝对值大小解释影响因素（自变量）与因变量之间的线性回归关系。若回归系数为正数，则随着影响因素的不断增大，因变量也逐渐增大；若回归系数为负数，则随着影响因素的不断增大，因变量逐渐减小；回归系数的绝对值越大，说明该影响因素对因变量的影响程度越大。

例如，收集27名糖尿病患者的血清胆固醇、甘油三酯、空腹胰岛素、糖化血红蛋白、空腹血糖的测量值，分析空腹血糖与其他几项指标的线性回归关系。通过构建多重线性回归模型探索指标之间的线性关联。具体操作步骤如图9.11所示。

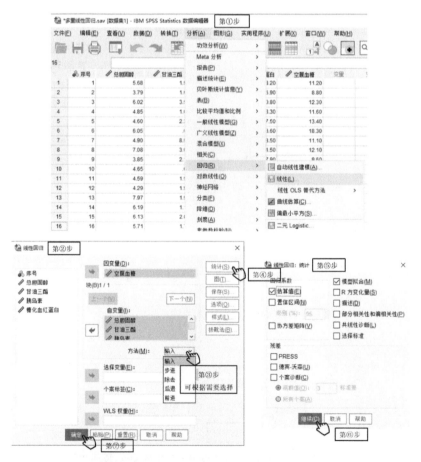

图9.11 多元线性回归分析的SPSS操作步骤

9.12 Logistic回归分析的适用条件及操作步骤

当临床研究涉及探讨疾病发生的影响因素时，自变量可以是定量变量，也可以是分类变量，因变量不再是定量变量，而是二分类变量（如患病与未患病）。对于这类数据，多重线性回归模型就不再适用了。此时，应选择Logistic回归分析探讨影响因素与疾病发生之间的关系。

用于表示疾病与影响因素之间关联强度的指标为比值比（OR）。Logistic回归分析结果中，如果OR值＞1，那么该影响因素为疾病发生的危险因素；如果OR值＜1，那么该影响因素为疾病发生的保护因素；如果OR值=1，那么该影响因素与疾病的发生无关。

例如，对26例冠心病患者和28例对照进行病例对照研究，收集了参与者性别、年龄、体重指数、高血脂史、动物脂肪摄入、高血压家族史和吸烟史的数据，试用Logistic回归分析探讨冠心病发生的危险因素。具体操作步骤如图9.12所示。

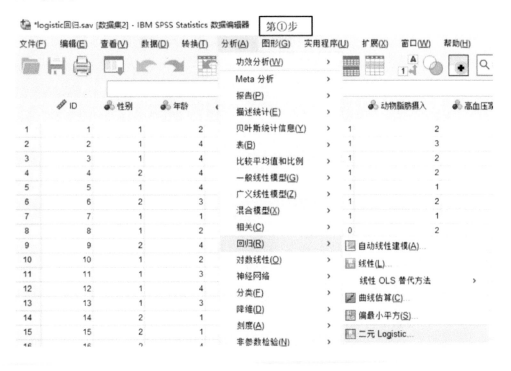

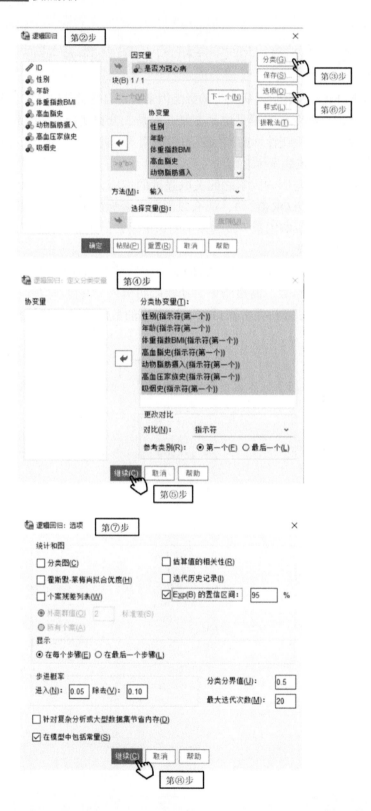

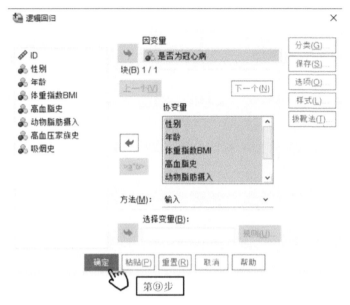

图 9.12　多因素 Logistic 回归分析的 SPSS 操作步骤

9.13　Cox 回归分析的适用条件及操作步骤

对于随访数据，结局指标既包含二分类变量（如患者生存状态），又包含生存时间变量，应该选择 Cox 回归分析探讨影响因素与患者生存之间的关系，通过风险比（hazard ratio，HR）解释影响因素对患者的生存状态是起保护作用还是起风险作用。若 HR 值＞1，则该影响因素越大，患者的预后生存越好；若 HR 值＜1，则该影响因素越大，患者的预后生存越差；若 HR 值=1，则该影响因素与患者的预后生存无关。

例如，收集 30 例膀胱肿瘤患者的随访记录，分析影响膀胱肿瘤患者生存情况的相关因素。具体操作步骤如图 9.13 所示。

9.14　ROC 曲线及统计学原理

ROC 曲线（receiver operating characteristic curve）即"受试者工作特征曲线"，主要用于评价某个指标对两类受试者（如某疾病患者和健康人）分类/诊断的分类效果，以及确定分类效果最好时的最佳指标临界值。

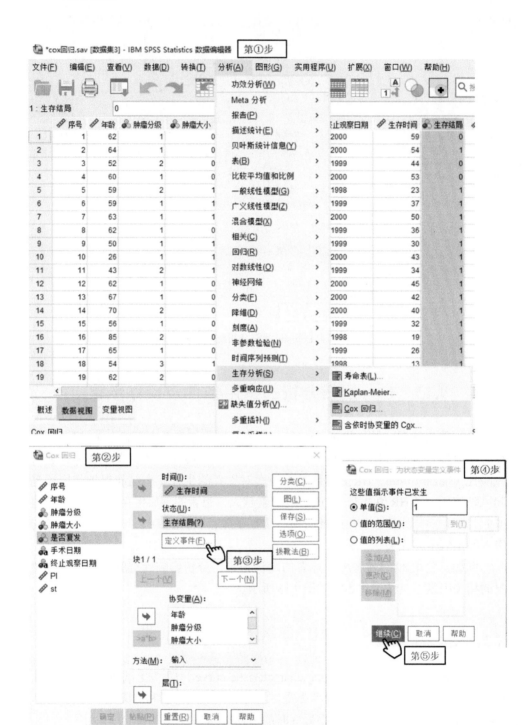

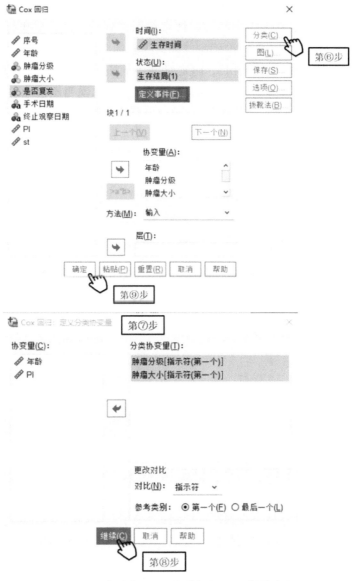

图9.13 多因素Cox回归分析的SPSS操作步骤

在阐述ROC曲线统计学原理之前，需要先明确几个概念，即真阳性率、真阴性率和假阳性率。真阳性率（true positive rate）又称灵敏度（sensitivity），是指实际为阳性的样本被正确判断为阳性的个数与所有实际为阳性的样本个数之比。真阴性率（true negative rate）又称特异度（specificity），即实际为阴性的样本被正确判断为阴性的个数与所有为阴性的样本个数之比。假阳性率（false positive rate）又称误诊率，即1-特异度，是指实际为阴性的样本被错误判断为阳性的个数与所有实际为阴性的样本个数之比。

ROC曲线就是用真阳性率和假阳性率作图得到的曲线，横坐标（X轴）为假阳性率，横坐标越接近零，准确率越高；纵坐标（Y轴）为真阳性率，纵坐标越大，代表准确率越高（图9.14）。ROC曲线下面积（area under the ROC curve）用来表示指标的预测准确性，ROC曲线下面积越大，说明该指标的预测准确率越高。

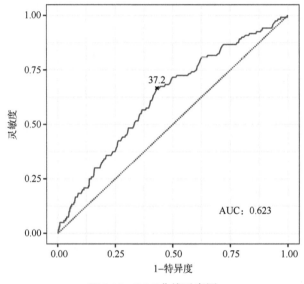

图9.14　ROC曲线示意图

9.15　如何绘制ROC曲线及绘制注意事项

ROC曲线主要通过以下步骤进行绘制：

1）使用分类器对测试数据进行预测，并获得每个样本的预测概率值或分类得分。这些分数通常表示为样本属于某个类别的可能性。

2）随着阈值的变化，计算每个阈值下的真阳性率和假阳性率。

3）将每个阈值对应的真阳性率和假阳性率值作为坐标点，在坐标系中标出这些点。连接这些点，即绘制出ROC曲线。通常情况下，ROC曲线是一个从左下角到右上角的曲线。

ROC曲线的绘制一般要借助统计学软件，这里介绍使用SPSS软件绘制ROC曲线。例如，收集3242例肝硬化患者的活化部分凝血活酶时间，分析其对肝硬化患者急性静脉曲张出血的预测效果。具体操作步骤见图9.15。

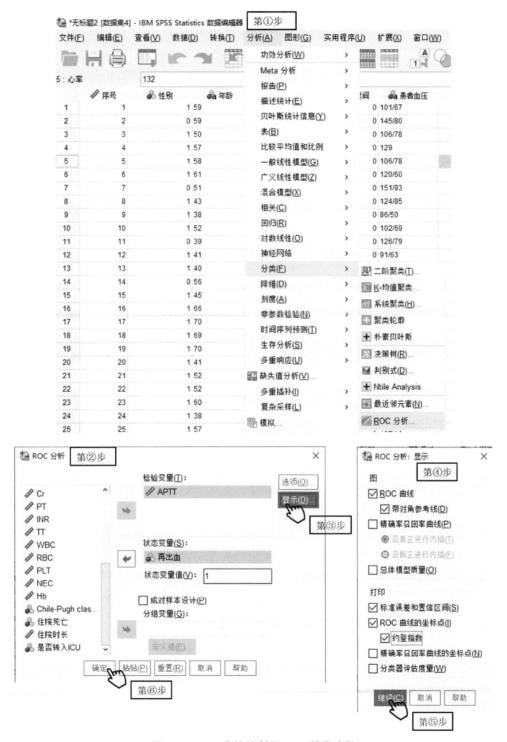

图9.15 ROC曲线绘制的SPSS操作步骤

9.16　什么是全分析集

全分析集（full analysis set）是指尽可能按照意向性分析的原则包括所有随机化的受试者，并以合理的方法尽可能少地剔除不符合标准的受试者后得到的数据集。已经随机化入组的受试者若出现以下几种情况，将从全分析集中被剔除。

1）严重违反了研究方案中的受试者纳入标准，本不应该进行随机化。例如，研究在纳入受试者过程中，按照标准应排除孕妇，但却将孕妇纳入其中。

2）受试者在随机化后从未接受试验药物的治疗。

3）受试者在随机化后没有进行结局指标的测定，因而没有任何观测数据。

值得注意的是，这种剔除需要对其合理性进行充分的论证和说明。

9.17　什么是符合方案集

符合方案集（per protocol set）又称"有效病例""有效性样本""可评价的受试者样本"，是指全分析集中充分依从于试验方案的受试者子集。符合方案集中的受试者一般具有如下几个特征：

1）完成了试验方案中某个预先设定的药物的最小暴露量，如某个研究抗高血压药物疗效的研究中，试验方案规定每次随访服药率不得低于80%，总的服药率不得低于90%，否则视为受试者重大试验方案的违背而被剔除。

2）可以获得试验中主要指标的测量数据，如一个关于幽门螺杆菌治疗的研究中，主要研究指标为幽门螺杆菌清除率，受试者若因不愿做胃镜而无法获得清除率数据，其将被剔出符合方案集。

3）无任何重大试验方案的违背，包括受试者纳入标准的违背。

受试者的排除标准应该在试验方案中明确写出，并在研究揭盲之前，按照适合于特定试验情况的方式完整定义并记录将受试者排除在符合方案集之外的确切原因。

9.18　敏感性分析及其应用条件

临床研究中，研究者在进行了处理因素的效应估计之后，常常会产生疑问：如果处理缺失数据的方法不同、模型中校正的协变量不同、定义结局变量标准不同，研究结果是否会发生改变，会改变多少。要想解决这些疑问，就需要进行敏感性分析。

临床研究涉及的敏感性分析具体来说，是指通过使用不同的缺失数据处理方法、校正不同的协变量及去掉异常值的分析方法，研究当有关因素发生变化时其对结局指标的影响程度，以此确定评估结果的稳健性。研究结果稳健意味着数据分析的假定和方法改变时，试验的治疗效应和主要结论本质上不受影响。

这里主要介绍基于离群值和缺失数据处理进行的敏感性分析。

（1）离群值

可以通过判定数据是否超过某区间或违背某准则来标记离群值，如标记某指标的数值超过3倍标准差即为离群值。当研究存在离群值时，在基于完整数据集对处理因素的效应进行估计后，可将包含离群值的样本从完整数据集中剔除，并再一次进行效应估计，比较剔除前后处理因素的效应值是否发生改变。

（2）缺失数据处理

当研究中缺失数据较多时，敏感性分析应为主要统计方法提供支持。如果敏感性分析估计的处理因素效应与未采取敏感性分析之前的结果相一致，那么说明丢失的数据及不同的缺失数据处理方法对处理因素的效应估计不产生重要的影响。反之，则应讨论其对研究结果的影响大小。具体的敏感性分析处理策略如下：

1）在基于完整数据集对处理因素的效应进行估计后，可将含有缺失数据的样本从完整数据集中剔除，并再一次进行效应估计，比较剔除前后处理因素的效应值是否发生改变。

2）综合比较基于不同缺失数据处理方法获得数据的分析结果。

3）将所有含有缺失数据的样本均视为治疗失败样本，进行效应估计，并与之前的分析结果进行比较。

4）将对照组缺失数据用最好的结果做结转，试验组缺失数据用最差的结果做结转，即采取最差个例分析。

9.19 多中心临床试验中的中心效应

与单中心临床试验相比，多中心临床试验的病例来源较广。因此，基于多中心临床试验得出的结论，其适用性和外推性也相对更好。但我们不得不承认，参与多中心临床试验的各中心间可能或多或少存在差异，而这些差异是否会导致不同中心间药物或干预措施的总体疗效出现差异呢？

事实上，由于各个中心的试验条件可能不完全相同，不同中心在受试者基线特征、临床实践等方面也可能存在差异，这些均可导致不同中心间的总体疗效差异，也就是所谓的中心效应（center effect）。当中心效应较大时，直接合并所有中心资料可能会对总体结论有一定影响。因此，临床试验的统计学指导原则ICH-E9中明确指出，要分析多中心临床试验的干预措施疗效，在构建模型时应考虑中心效应。

常见的多中心临床试验中心效应包括以下三种情况：

第一种情况是无中心效应，也就是说各中心试验组的疗效同质，对照组的疗效也同质，此时各中心的干预效应完全一致。这是一种比较理想化的情况，在现实的多中心临床试验中极少存在。

第二种情况是有中心效应，但不同中心间的干预效应一致，也就是各中心试验组与对照组之间的疗效之差是同质的。试验组和（或）对照组在各中心之间的疗效不尽相同，但中心与处理组间不存在交互作用。

第三种情况是有中心效应，且至少在两个中心之间的干预效应不同，也就是各中心试验组与对照组之间的疗效之差是异质的，中心与处理组间存在交互作用。

综合上述三种情况，只有第一种情况和第二种情况下才能分析出试验组与对照组之间的疗效之差，也就是研究者比较关注的干预措施主效应。对于第三种情况，如果交互作用是定量的，需要采用合适的统计学方法来估计处理效应，在结果解释方面也要非常谨慎，还应该从试验的管理、受试者的基线特征、临床实践等方面寻找产生中心效应的原因；如果交互作用是定性的，当找不到合理的解释时，研究者不得不进一步开展临床试验，直到处理效应的估计可靠为止。

9.20 怎样检验多中心临床试验二分类结果中心效应

如果临床研究的结局变量是二分类的资料，那么在评估其中心效应一致性时，就需要将总χ^2值分解为用于中心间效应一致性检验（齐性检验）的χ_H^2和用于关联性检验（或处理组间的差异性）的χ_A^2两部分。检验二分类结果中心效应一致性的方法有很多种，如基于率差的CHM法、基于RR的MH法、基于OR的MH法、基于logRR的Logit校正法、基于logOR的Logit校正法、Breslow-Day法、Breslow-Day-Tarone法等。研究者可以分别采用多种方法对同一个二分类结果中心效应一致性进行检验，如果多个检验的结果均显示中心效应的一致性较好，那么该研究中不存在中心效应。二分类结果中心效应一致性的检验水准设置较宽，常选择$\alpha=0.10$或者$\alpha=0.20$。

例如，在一项5个中心的Ⅱ期随机对照临床试验中，每个中心观察了48例，试验组和对照组各24例，试验结果如表9.1所示。试分析各中心间是否存在差异，并对两组间的有效率进行分析。

表9.1 5个中心有效率的比较

中心	组别	例数			有效率（%）
		有效	无效	合计	
1	试验组	19	5	24	79.17
	对照组	3	21	24	12.50
2	试验组	18	6	24	75.00
	对照组	4	20	24	16.67
3	试验组	18	6	24	75.00
	对照组	3	21	24	12.50
4	试验组	17	7	24	70.83
	对照组	2	22	24	8.33
5	试验组	16	8	24	66.67
	对照组	5	19	24	20.83
合计	试验组	88	32	120	73.33
	对照组	17	103	120	14.17

中心效应的一致性检验结果如表9.2所示。不同一致性检验的分析结果中 P 均大于0.05，说明各中心间效应的差异无统计学意义，即无中心效应。基于报告的疗效比较结果，可以发现在消除了中心效应后，两组间的有效率差异有统计学意义，无论是OR还是RR都显示试验组的有效率高于对照组。

表9.2 中心效应一致性的检验结果

方法	中心效应一致性检验 χ^2（P值）	疗效比较 χ^2（P值）	统计量 A	
			估计值	95% CI
基于率差的CHM法	1.291（P=0.863）	85.531（$P<0.001$）	—	—
基于logRR的Logit校正法	2.035（P=0.729）	47.093（$P<0.001$）	RR=0.215	0.130～0.322
基于logOR的Logit校正法	2.148（P=0.709）	68.043（$P<0.001$）	OR=0.062	0.032～0.120
基于RR的MH法	—	—	RR=0.193	0.123～0.304
基于OR的MH法	—	—	OR=0.061	0.032～0.118
Breslow-Day法	2.174（P=0.704）	—	—	—
Breslow-Day-Tarone法	2.166（P=0.706）	—	—	—

9.21　怎样检验多中心临床试验连续性结果中心效应

如果临床研究的结局变量是连续型的资料，那么常用一般线性模型来评价中心效应。这种分析的原理是分别建立只包含处理变量，包含处理变量和中心变量，以及包含处理变量、中心变量和中心与处理交互作用的三个模型，即

$$y = 常数项 + 处理变量 \tag{1}$$
$$y = 常数项 + 处理变量 + 中心变量 \tag{2}$$
$$y = 常数项 + 处理变量 + 中心变量 + 处理变量 \times 中心变量 \tag{3}$$

例如，比较某药物与安慰剂治疗中度抑郁症患者的效果，主要疗效指标是治疗9周时量表评分与基线比较的改变值。在5个中心观察了100例受试者。试评价其中心效应。各中心试验组和对照组患者治疗9周时量表评分的均数、标准差，以及两组之间的差值结果如表9.3所示。

表9.3　试验组与对照组的效应比较

中心编号	试验组		对照组		效应之差（试验组 - 对照组）
	例数	均数 ± 标准差	例数	均数 ± 标准差	
1	11	20.6 ± 5.6	13	11.7 ± 3.4	8.94
2	7	11.6 ± 3.3	7	16.0 ± 2.7	-4.43
3	16	19.0 ± 4.7	14	13.4 ± 3.6	5.57
4	9	20.8 ± 5.9	10	13.2 ± 6.6	7.58
5	7	20.7 ± 4.2	6	10.3 ± 5.6	10.38

构建包含药物、中心、药物与中心交互的一般线性模型来分析药物、中心、药物与中心交互作用。方差分析结果如表9.4所示。

表9.4　药物、中心、药物与中心交互作用的方差分析结果

方差来源	df	Ⅲ型SS	均方	F	P
药物	1	709.8195	709.8195	32.03	< 0.0001
中心	4	91.4580	22.8645	1.03	0.3953
药物×中心	4	507.4458	126.8614	5.72	0.0004

结果表明：药物和中心存在交互作用，其中，与其他中心相比，第2个中心试验组的效应小于对照组，这种交互作用是定性的。因此，结果提示需要进一步查明该中心可能存在的问题。

9.22 如何统计多中心临床试验生存分析的中心效应

如果分析的数据类型为生存资料，当只考虑中心效应而不考虑其他协变量时，可以选择Mantel-Haenszel法和分层log-rank检验进行分析；而当同时考虑中心效应、交互作用、基线等协变量时，需要采用Cox比例风险模型。需要注意的是，Cox比例风险模型使用的前提是假设保持风险比不变。如果不满足这一假设，就不能直接使用Cox比例风险模型，而应该选择分层Cox模型。在应用分层Cox模型时，层数也不宜过多，否则过多分层所导致的每一层样本量较少会造成估计基线风险函数的方差增加。

不同条件所对应的分层Cox回归也不同，要考虑以下两种情况：①如果因变量与分层因素间无交互作用，那么每一层只是基线风险函数不同，而回归系数都相同，这种情况下，每一层的风险比例相同。②如果因变量与分层因素间有交互作用，那么每一层除了基线风险函数不同外，回归系数也不相同，这种情况下，每一层的风险比例不同。

例如，在一项6个中心参与的晚期胃癌的随机对照Ⅱ期临床试验中，试验组与安慰剂组采用2∶1设计，主要终点指标为总生存期。试验组和安慰剂组分别入组176例和91例受试者，中位生存时间分别为18.2个月和9.47个月；观察期内分别死亡42人和34人，其余截尾。试分析中心效应。

可以采用分层Cox回归的第二种情况，即每层除了基线风险函数不同外，回归系数也不相同，对例题中的中心效应进行评价。分别建立以下三个Cox比例风险模型。三种Cox比例风险模型的拟合结果及比较如表9.5所示。

表9.5 三种Cox比例风险模型的拟合结果及比较

模型	−2lnLL	模型比较的似然比检验		
		χ^2	df	P
模型1：药物	644.343	-		
模型2：药物+中心	640.263	4.080	5	0.5380
模型3：药物+中心+药物×中心	637.066	3.197	5	0.6696

$$\ln(\lambda)= 常数项+药物 \qquad (1)$$
$$\ln(\lambda)= 常数项+药物+中心 \qquad (2)$$
$$\ln(\lambda)= 常数项+药物+中心+药物×中心 \qquad (3)$$

模型3与模型2相比，交互作用的似然比检验结果显示$P=0.6696$，说明该资料无分组和中心效应的交互作用。模型2与模型1相比，中心效应的似然比检验结果显示$P=0.5380$，说明该资料无中心效应。

9.23　如何保持大样本临床研究组间基线数据的均衡

基线数据是在临床研究开始前对受试者某些观察指标的测量值，包括年龄、性别、种族、职业等人口学信息，身高、体重、血压、血糖等基本生理指标，疾病的类型、阶段、严重程度及并发症等，能够较为全面地反映受试者在治疗前的基本状态。而我们所说的组间均衡性则是临床研究中受试者的基线数据在各组间的平衡情况。如果各组间基线数据类似或者接近，则各组间均衡性较好；反之，则各组间基线不均衡。

基线数据对处理组间的均衡性是非常重要的，好的均衡性可以保证主要评价指标测量结果的组间可比性，从而准确评估处理因素对主要评价指标的真实影响。在临床随机对照试验中，试验组和对照组来自同一总体，只要正确地使用随机化分组，其基线资料在理论上应该是均衡的。除此之外，临床上常常通过观察性研究如病例对照、队列研究，来分析疾病发生发展过程中的相关影响因素。观察性研究在分组过程中未进行随机化，基线数据可能会存在不均衡，由此带来的混杂偏倚可能会给研究结果的真实性和可靠性带来一些干扰。以下简单介绍几种用于保持各组间基线数据均衡性的常用统计学方法，从而控制混杂因素的干扰。

（1）多重回归分析

当某些因素在各组间的基线数据不均衡时，可将这些因素纳入多重回归分析模型中，以达到对研究结果进行校正的目的。当结局变量为定量数据时，可以考虑进行多重线性回归分析；当结局变量为定性数据时，可以考虑多因素Logistic回归分析；而结局变量是生存状态和生存时间时，则考虑多因素Cox回归分析。

（2）倾向性评分

倾向性评分（propensity score）又称为事后随机化，常用于观察性分析中处理基线数据不均衡的问题。倾向性评分以组别作为因变量，以所有观测到的非研究性因素为自变量建立Logistic或Probit回归模型，从而估计个体接受暴露因素的概率，然后再根据倾向性评分分值对各组进行筛选，使得不同组的非研究性因素实现均衡，从而达到控制的目的。

（3）分层分析

将数据按照某个（或某几个）需要控制的影响因素分成多层进行分析，然后再估计每个层内暴露因子与疾病之间的关系。分层分析虽然可以较好地检出和控制偏倚，但是不适合平衡混杂因素较多的情况。此外，定量数据如需进行分层分析，则需要事先将其转化为定性数据。

9.24 临床试验中数据缺失的主要分类

在临床试验收集数据的过程中，数据缺失问题在所难免。放任数据缺失而不处理往往会破坏临床试验的组间可比性，从而影响处理效应的比较和评价。而盲目地直接排除有缺失数据的受试者更会破坏研究原有的随机性及研究样本对于目标人群的代表性。要想正确处理研究中的数据缺失问题，首先要了解不同的数据缺失机制。

常见的数据缺失机制主要分为以下三类：

（1）完全随机缺失

完全随机缺失（missing completely at random，MCAR）即数据缺失完全是由随机因素造成的，换句话说，数据的缺失是随机的，缺失值的出现与已观测到的数据和未观测到的数据都是完全不相关的。例如，某个调查大学生心理问题的问卷中，性别选项数据是否缺失完全随机，仅取决于调查对象。

（2）随机缺失

随机缺失（missing at random，MAR）不是完全随机的，也就是说，数据的缺失取决于其他已观测到的结果，但与未观测到的结果无关。例如，在一个关于儿童教育的调查数据中，缺失了很多低年龄段儿童的IQ测试分数，其原因在于低年龄段儿童较少能通过这类测试。因此，IQ测试分数的缺失与IQ实际值无关，而与年龄相关。

（3）非随机缺失

与随机缺失相反，非随机缺失（missing not at random，MNAR）依赖于未观测到的数据。这种缺失类型是最严重的一种，研究者无法通过统计学模型对缺失数据进行准确的预测。例如，在调查人群年收入时往往会出现数据缺失，而这种缺失的原因在于高收入人群本身出于各种原因不愿意提供家庭年收入。

9.25 如何处理大样本临床试验中的缺失数据

与非随机缺失相比，随机缺失的假设更加符合大多数临床试验中数据缺失的实际情况。因此，目前针对数据缺失的统计学处理方法也主要集中于处理随机缺失的数据。接下来，将主要介绍几种实用的随机缺失数据的统计学处理方法。

第一种方法称为逆概率加权法（inverse probability weighting method，IPW method），是在数据随机缺失的情况下，对完整数据集分析的一种改进策略。这种方法的实质是估计已观测样本目标值的加权平均数。其中，每个个体的权重为该个体的目标值被观测到的概率的倒数。举例来说，假设某研究中只有目标变量 X 存在数据的随机缺失，而变量 Y 与变量 X 相关。这种情况下，使用变量 M 来表示数据缺失的情况，即对于某一个体 i（$i=1，2，\cdots，N$），$M_i=1$ 表示该个体 i 变量 X 缺失，$M_i=0$ 表示该个体 i 变量 X 不缺失。与此同时，变量 $R=1-M$ 用来表示相应个体的变量 X 是否被观察到。基于观测数据 $\{X_i，Y_i，R_i\}$（$i=1，2，\cdots，N$），就可以通过 IPW 法对目标变量的缺失值进行估计。

似然函数法是一种建立在参数模型基础上推断完整数据统计分布的分析方法。其目的是通过建立目标模型，采用协变量信息预测目标变量的缺失值。其中，参数模型的类别和形式与数据缺失机制有关。在数据随机缺失的情况下，只需考虑目标模型。同样假设某研究中目标变量 X 存在数据的随机缺失，而变量 Y 与变量 X 相关，那么，似然函数法通过建立目标模型 $g(X|Y；\delta)$，使用协变量 Y 来预测目标变量 X 的缺失值。

当数据具有相对小的缺失率（如 10%～15%），且含有缺失值的变量无论在临床上还是在生物学上对于所要研究的问题都具有非常重要的意义时，可以考虑采用填补法补全缺失的数据。填补法分为单一填补和多重填补两类。相对于单一填补对缺失数据仅产生一个填补值，多重填补能够对缺失数据产生多个填补值，应用相对更多。几种常用的数据填补方法原理及特点如表9.6所示。

需要注意的是，如果选择数据填补的策略处理缺失数据问题，由于填补方法依赖于对数据缺失机制的假设，而实际研究中不可能获得完整的数据集，真实的缺失机制就无法获取，因此，必要时可以采用不同的数据填补方法进行敏感性分析以比较结果的稳健性。

表9.6　常用的数据填补方法原理及特点

填补方法	原理	特点
单一填补法（适用于 MAR 机制下的数据缺失）		
热卡填补法	从具有完整观测数据的样本中寻找与其相似的个体组成新的集合，从该集合中随机选择一个个体用于填补缺失数据	可保持变量本身的数据类型，易实现多重估算，适用于分类变量和等级变量
均值填补法	非条件均值填补法采用变量的均值来代替缺失数据，其本质是用同一个预测值替代所有缺失值；条件均值填补法根据预测变量（如年龄、性别等）对总体交叉分层，用个体所在层的完整数据均数来替代缺失值	条件均值法改善了对变量不确定性的估计程度，并且能够保持该变量与其他预测变量之间的关系

续表

填补方法	原理	特点
回归填补法	利用已观察到的数据建立含缺失数据的变量关于协变量的模型，通过该模型产生的预测值估计缺失数据的方法	充分反映缺失变量与协变量之间的关系
多重填补法（适用于MAR机制下的数据缺失）		
数据扩张	一种模拟参数θ和缺失数据的联合后验分布的迭代方法，分为填补步和后验步。填补后可得到$S(S>1)$个不同的完整数据集	通过对缺失数据产生多个填补值，不仅可以得到疗效指标的估计值，也可以考察该指标的抽样误差大小
多重回归填补法	在拟合回归模型的基础上，通过从后验预测参数拟合的新的回归模型对每一个缺失值进行填补	适用于处理单调缺失模式的连续性变量数据
倾向得分	根据倾向得分将观察值分组，并对每组用近似Bayes-Bootstrap法对缺失数据进行填补	适用于处理单调缺失模式的连续性变量数据

9.26　临床试验亚组分析及应考虑的统计学问题

临床试验中，受试者之间存在一定程度的个体差异，如年龄、性别、病理分型、遗传史等。这种个体差异所带来的异质性可能会导致所研究的药物或干预措施在不同受试者中的疗效不同。这种情况下，可以根据可能会造成差异的特征将受试者分成不同亚组，通过亚组分析进一步探索药物疗效在不同特征人群之间的差异，同时也可以间接说明该特征是否真的影响治疗效果。

在进行亚组分析时需要考虑如下几个共性问题：

（1）随机性

要想维持亚组分析中受试者的随机性分配，最好的方法就是在研究设计阶段就将亚组作为一个分层因素进行分层随机。这也提醒研究者亚组不能太多，否则研究设计过于复杂，在实施的过程中难度也会随之增大。

（2）样本量估计

如果研究涉及亚组分析，那么在进行样本量估计时，还需要针对亚组进行样本量估计。通过正确估计整个受试者人群中亚组人群的比例，并按比例放大，就可以得到比较合理的样本量估计值。

（3）分组界值的确定

在亚组分析中，根据某些特征对受试者进行分组。如果特征变量是定量数据，就需要在分组前确定分组的界值。界值可以是已有的国际标准，也可以是通过统计学方法如ROC曲线确定的最佳截断值。但需要注意的是，亚组要根据受试者基线时的测量结果或状态进行划分，而不是治疗后的测量状态或结果。

（4）亚组效应的一致性

临床试验中进行亚组分析，其目的在于探讨药物或干预措施在所关心的亚组间是否存在疗效差异。如果不同亚组间显示出相同或相似的治疗效果，也就是所说的存在亚组效应的一致性，说明该药物或干预措施对全人群的适用性很高。如果亚组间的结果不一致，那么就需要进一步评估不一致的原因及其在特定亚组中的疗效。

9.27　临床研究中建立随访资料数据库时应注意的问题

临床随访数据是临床研究中经常使用的一种数据类型，通过对随访数据进行综合分析，医生可以了解患者的预后情况、远期疗效及新技术的临床应用效果。那么，在进行随访资料数据库建立的过程中，需要注意哪些问题呢？

在建立随访资料数据库时，要注意界定以下几个重要的时间点。第一个就是研究的起始时间，也就是患者进入研究时的时间。考虑到将不同患者进入研究的时间点统一往往很难，这种情况下可将确诊日、手术日、出院日等作为研究起点。第二个就是终点时间，即患者出现某种临床结局或者是随访结束的时间。在确定终点时间时，可以使用规定的随访时间或者规定的终点事件来确定。最后一个就是随访时间，也称随访期，就是指从随访开始到随访结束的时间。

疾病预后的结局往往是多种多样的。我们在建立随访资料数据库时就要将本研究的结局事件定义下来，也就是规定每位随访患者的观察终点或者终点事件，如复发、转移、死亡、残疾等。这样做便于后续计算相对应的结局指标。

与不同疾病预后相关的因素各不相同，且影响同一疾病预后的因素也有很多。因此，在建立随访资料数据库时，应尽量多地收集可能与所研究疾病的预后相关的因素信息，如患者的年龄、性别、疾病分期、病理学分型、遗传家族史等，从而保证研究的代表性、可比性及结论的外推性。

随访数据的收集主要有以下三种方法：①随访患者以相同的"零点"时间开始，逐一进行随访，直到所有随访患者都记录到某种结局的出现，则随访结束（图9.16A）。②随访患者以相同的"零点"时间开始，但事先规定随访截止时间，依次记录每一个随访患者结局的出现（图9.16B）。③随访患者先后进入"零点"时间，根据随访患者结局出现情况决定终止随访时间，记录所有随访患者出现的某种结局及时间（图9.16C）。

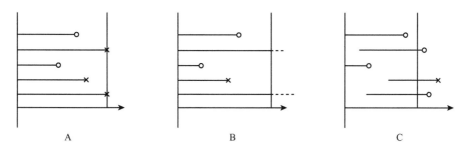

图9.16 随访数据收集的三种方式

10 临床研究注册问题

10.1 为什么要进行临床研究注册

临床研究未注册和未发表时，不能促进循证医学的发展。目前大量已发表的临床研究可能存在偏见，因此系统综述和Meta分析需谨慎考虑。为促进国际合作，临床研究注册鼓励赞助商资助项目。临床研究应避免偏见和误导，确保报告完整，准确反映负面和模棱两可的结果。这样不仅有助于研究人员进行公正评估，也可指导医生做出更合理的临床决策。

临床研究注册能够提供研究早期的重要信息，避免后续发表的论文重复。研究主体和方法公开，有助于避免重复研究，但同时，也鼓励适当的实验验证重复。

从伦理角度看，患者参与临床研究须承担风险，应获知研究成果和对人类健康及其判断的贡献，故需注册。

公众登记研究信息，有助于吸引志愿者，增进公众认知和对制药公司的信任度，进一步理解治疗效果的真实性，并提升公众参与药物研究的意识。

10.2 哪些临床研究需要进行注册

1）所有在人体和采用取自人体的标本进行的研究。

2）包括各种干预措施疗效和安全性的有对照或无对照试验（如随机对照试验、病例对照研究、队列研究及非对照研究）、预后研究、病因学研究，以及包括各种诊断技术、试剂、设备的诊断性试验，均需注册并公告。

3）临床研究注册需要在实施之前就进行、招募第一例参试者后再进行注册，称为"补注册"。

10.3 临床研究注册的主要内容

2005年4月在世界卫生组织契约成员会议上，建议了临床试验应完成世界卫生组织注册所需的最小数据集。共列出20项内容：①研究的全球唯一注册号；②研究注册日期；③二级注册号；④资金来源；⑤组织者；⑥共同组织者；⑦负责联系人；⑧研究联系人；⑨研究课题；⑩正式科学专题；⑪道德许可；⑫条件；⑬干预措施；⑭关键的纳入和排除标准；⑮研究内容；⑯预期试验开始日期；⑰目标样本量；⑱招聘情况；⑲主要结果；⑳次要结果。

10.4　如何在中国临床试验注册中心进行临床研究注册

中国临床试验注册中心（Chinese Clinical Trial Registry，ChiCTR）是2007年由卫生部指定代表我国参加世界卫生组织国际临床试验注册平台（WHOICTRP）的国家临床研究注册中心，是世界卫生组织国际临床试验注册平台的一级注册机构，签署《渥太华工作组关于临床试验注册的声明》（*Ottawa Group Statement for Clinical Trial Registration*），是一个非营利的学术机构，设于四川大学华西医院。作为目前中国唯一的临床研究注册中心，中国临床试验注册中心的注册程序和内容完全符合WHOICTRP和国际医学期刊编辑委员会（ICMJE）的标准。中国临床试验注册中心接受在中国和全世界实施的临床研究注册，公布研究设计信息、国际统一注册号的接口、审核研究设计、中心随机分配以保障注册临床研究的质量。

10.5　如何在美国ClinicalTrials进行临床研究注册

（1）步骤一：申请PRS账号

在注册临床研究之前，有必要使用协议注册系统（PRS）账号登录。PRS账号有两种类型：一种是单位账号（如公司、大学、医疗机构等），推荐使用。临床研究人员可以了解他们的医疗机构是否申请了临床研究账号（通常可用），联系相关负责人，收到自己的账号和密码，登录后直接创建临床研究项目。另一种类型是个人账号，不推荐使用。如果上级组织没有临床账号，请将其提交至https://www.clinicaltrials.gov/ct2/apply-account-org。以医院为例，在接受条件后，首先输入医院信息（*为必填字段）（图10.1）：

然后填写账号管理人和监管机构信息（图10.2）：

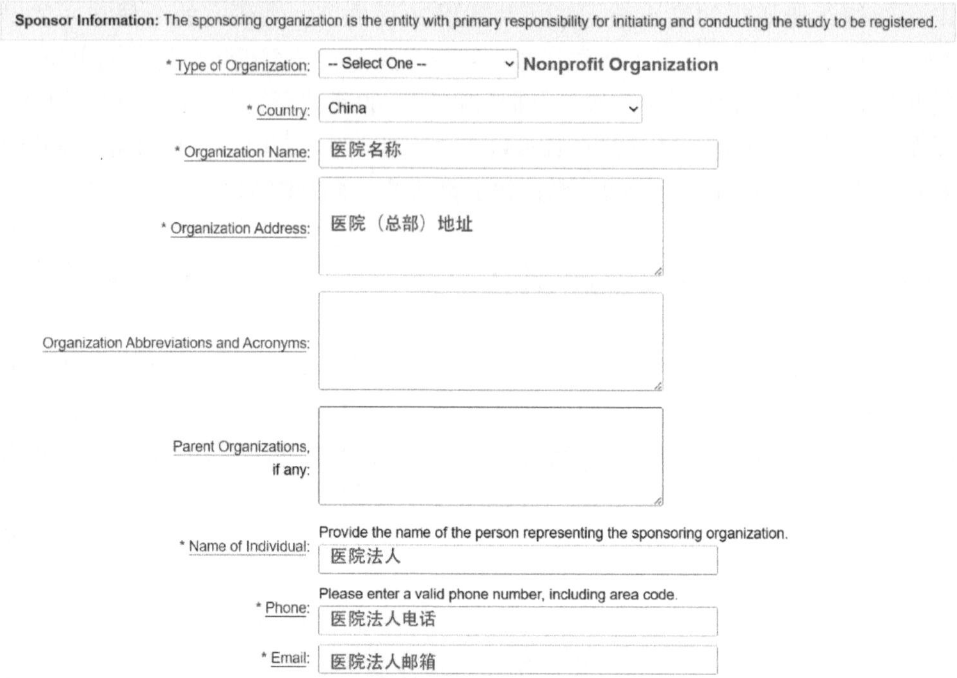

Sponsor Information: The sponsoring organization is the entity with primary responsibility for initiating and conducting the study to be registered.

* Type of Organization:	-- Select One -- **Nonprofit Organization**
* Country:	China
* Organization Name:	医院名称
* Organization Address:	医院（总部）地址
Organization Abbreviations and Acronyms:	
Parent Organizations, if any:	
* Name of Individual:	Provide the name of the person representing the sponsoring organization. 医院法人
* Phone:	Please enter a valid phone number, including area code. 医院法人电话
* Email:	医院法人邮箱

图 10.1　临床研究注册填写医院信息流程

PRS Administrator Information: The PRS Administrator is the person authorized by the sponsor to update the information in the PRS will serve as the point of contact for ClinicalTrials.gov staff.

* Administrator Name:	账号管理人姓名（对账号有直接管理权）
Affiliation (if not the sponsor):	
* Administrator Phone:	Please enter a valid phone number, including area code. 账号管理人电话
* Administrator Email:	账号管理人邮箱

Regulatory Information: The regulatory authority can be a national or international health authority, an institutional review board, or an ethics committee.

* Regulatory Authority:	医院伦理委员会
* Regulatory Authority Address:	医院伦理委员会地址

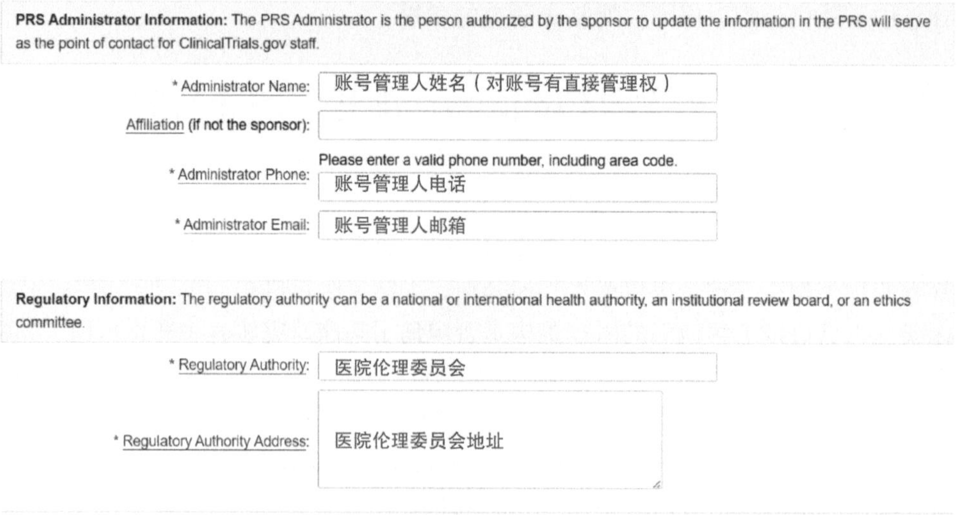

图 10.2　临床注册试验填写账号管理人和监管机构信息流程

点击Submit Application。在申请后的3～5个工作日，账号将通过电子邮件形式告知申请者。

（2）步骤二：临床研究方案注册

1）Study Identification：研究编号。

2）Study Status：研究状态。

3）Sponsor/Collaborators：资助者/合作者。

4）Oversight：对于临床研究，如为FDA注册的规范化干预，则需进一步填写是否为801款临床研究和是否延迟公开登记信息。如果研究有经FDA批准的临床试用新药申请或临床器械研究豁免（Investigational Device Exemption，IDE），则必须填写IND/IDE序列号，以及该序列号的颁发部门等。

5）Description：研究摘要（必填）及对研究进行简单阐述。

6）Condition：实验条件。

7）Study Design：若为干预性研究，需填写研究目的（Primary Purpose）、研究阶段（Study Phase）、干预模型（Intervention Model）、分组数（Number of Arms）、盲法（Masking）、干预分组方式（Allocation）、受试对象数目（Enrollment）、研究终点（Study Classification）等内容。如果为观察性研究，则需填写模型种类（Observational Study Model）、观察时间点（Time Perspective）、生物标本存放形式（Biospecimen Retention）、受试者数目和分组数目（Number of Groups/Cohort）等内容。

8）Groups and Interventions：填写试验分组的名称和类型。若为干预性研究，需要特别填写干预类型（Intervention Type）和名称（Intervention Name），并进一步详细说明。

9）Outcome Measures：对试验主要结局和次要结局进行描述。

10）Eligibility：实验资格。

11）Contacts/Locations：填写试验各中心的名称（Name）、地址（City，State/Province，Country）和人群招募情况（Recruitment Status）。同时填写研究者的相关信息等。

12）References（非必填）：填写研究方案的参考文献和相关网络链接。参考文献需要提供PMID号或文献标引；若为网站，则需提供准确的网址并作说明。在填完所有单元信息后，点击"Complete"，还需依次点击"Approve"和"Release"，将有专业的"Review Staff"研究方案进行审查，审查合格后，对通过的临床注册方案进行公开，系统中状态更新为"Public"。

10.6 临床研究注册时有哪些需要重点关注的问题

值得注意的是，需要随时根据"Review Staff"提出的修改建议进行更正，并且在临床研究过程中，随着研究的进展及方案的完善，及时更新相关内容，直至完成注册，获取NCT号。

10.7 中国临床试验注册中心是否被英文期刊认可

中国临床试验注册中心是被顶级期刊和其他期刊认可的正规注册平台，并且同一项研究在一个注册平台注册一次即可。Clinicaltrials.gov 和中国临床试验注册中心两者选其一进行注册即可。

10.8 临床研究注册的注意事项

（1）实事求是

专业的方法学审稿人一般会在审稿时查看研究注册的首次记录和后续修改。如出现文章内容与注册内容不符，则会严重降低审稿人对文章结果的信心。

主要考量：选择性报告和虚假报告。

（2）事先原则

随机对照试验设计中的一项重要原则是事先原则。事先是指实验还没有正式开始，就需要确认研究的设计方案，事后分析论证力度极弱。比如以下情况：

1）注册没有提及术后24小时疼痛作为结局，数据采集时采集了此数据，"顺手"分析了一下，发现有统计学意义，在文章中加上了术后24小时疼痛的结果。

2）注册没有提及将患者按照胸部手术和腹部手术进行亚组分析，数据分析时想到两种手术之间可能存在治疗效果差异，进行了事后的亚组分析。

3）注册没有提及研究设计时非劣效设计，文章中直接按照非劣效设计进行分析。

10.9 临床研究注册总结

随机对照试验的注册十分重要，注册中的问题有可能直接导致文章无法发表。

注册原则：实事求是、事先、尽量避免方案修改。不清楚的部分填写时要慎重，应提前咨询方法学人员。

11 临床研究相关伦理问题

11.1 临床研究的伦理原则

（1）控制风险

研究的科学和社会利益不得超越对研究参与者人身安全与健康权益的考虑。研究风险获益比应当合理，使研究参与者可能受到的风险最小化。

（2）知情同意

尊重和保障研究参与者或者研究参与者监护人的知情权和参加研究的自主决定权，严格履行知情同意程序，不允许使用欺骗、利诱、胁迫等手段使研究参与者或者研究参与者监护人同意参加研究，允许研究参与者或者研究参与者监护人在任何阶段无条件退出研究。

（3）公平公正

应当公平、合理地选择研究参与者，纳入与排除标准具有明确的科学依据，公平合理地分配研究获益、风险和负担。

（4）免费和补偿、赔偿

对研究参与者参加研究不得收取任何与研究相关的费用，对于研究参与者在研究过程中因参与研究支出的合理费用应当给予适当补偿。研究参与者受到研究相关损害时，应当得到及时、免费的治疗，并依据法律法规及双方约定得到补偿或者赔偿。

（5）保护隐私权及个人信息

切实保护研究参与者的隐私权，如实将研究参与者个人信息的收集、存储、使用及保密措施情况告知研究参与者并得到许可，未经研究参与者授权不得将研究参与者个人信息向第三方透露。

（6）特殊保护

对涉及儿童、孕产妇、老年人、智力障碍者、精神障碍者等特定群体的研究参与者，应当予以特别保护；对涉及受精卵、胚胎、胎儿或者可能受辅助生殖技术影响的，应当予以特别关注。

11.2 临床研究为什么要遵循医学伦理原则

医学的发展离不科学研究，然而在这一过程中人类历经了一段不道德的黑暗时期，发生了许多违反伦理道德的事件，如塔斯基吉梅毒研究（Tuskegee Syphilis Study）和"反应停"事件因为没有遵循医学伦理原则，导致大量患者死亡及诞生数以万计的海豹胎，给无数家庭造成了难以磨灭的伤痛，因此在开展任何临床研究前一定要严格遵循医学伦理原则。

11.3 国内外遵循的医学伦理的主要指导文件有哪些

（1）国外医学伦理指导文件

主要文件包括《纽伦堡法典》（1964年）、《赫尔辛基宣言》（2013年）、《涉及人的健康相关研究国际伦理准则》（2016年）。

（2）国内医学伦理指导文件

主要文件包括《药物临床试验伦理审查工作指导原则》（2010年）、《涉及人的生物医学研究伦理审查办法》（2016年）、《药物临床试验质量管理规范》（2020年）、《体外诊断试剂临床试验技术指导原则》（2021年）、《医疗器械临床试验质量管理规范》（2022年）、《涉及人的生命科学和医学研究伦理审查办法》（2023年）。

11.4 《涉及人的生命科学和医学研究伦理审查办法》 有哪些特点

我国2023年2月出台《涉及人的生命科学和医学研究伦理审查办法》，其特点如下：

（1）扩大伦理审查适用范围，按照行政隶属关系明确部门监管职责

将"涉及人的生物医学研究"拓展为"涉及人的生命科学和医学研究"，将涉及人的生命科学研究纳入管理范围。扩展管理对象包括医疗卫生机构、高等学校、科研院所等，并按照行政隶属关系，明确伦理审查的监管职责。

（2）建立委托审查机制，允许委托有能力的伦理审查委员会开展伦理审查

一是建立委托审查机制，实现伦理审查全面覆盖。明确未设立伦理审查委员会的机构可以书面委托区域伦理审查委员会或者有能力的机构伦理审查委员会开展伦理审查；二是提出区域伦理审查委员会管理要求，是进一步提高伦理审查效率的重要探索；三是企业开展研究，可以通过委托伦理审查实现伦理审查监管，并明确监督管理责任。

（3）优化伦理审查规范，细化知情同意程序

一是细化对无行为能力、限制行为能力的研究参与者知情同意过程的规定。二是根据生物医学研究进展和生命伦理学进展，将"受试者"拓展为"研究参与者"，强化对人的尊重，扩大保护范围。三是平衡规范和创新，设立"免除伦理审查"制度安排。四是对伦理审查的时限作了细化规定，以进一步提高效率。

11.5 单位医学伦理委员会的组成和责任要求

（1）伦理委员会组成

根据《涉及人的生命科学和医学研究伦理审查办法》第八条规定：伦理审查委员会的委员应当从生命科学、医学、生命伦理学、法学等领域的专家和非本机构的社会人士中遴选产生，人数不得少于7人，并且应当有不同性别的委员，民族地区应当考虑少数民族委员。

（2）伦理委员会职责

对涉及人的生命科学和医学研究项目的科学性、可行性和伦理合理性进行审查，旨在保护研究参与者的安全和权益，促进生命科学和医学研究按规范开展，并在本机构组织开展伦理相关审查培训。

11.6 提交医学伦理审查需要准备哪些材料

1）研究材料诚信承诺书。

2）伦理审查申请表。

3）研究人员信息、研究所涉及的相关机构的合法资质证明及研究经费来源说明。

4）研究方案、相关资料，包括文献综述、临床前研究和动物实验数据等资料。

5）知情同意书。

6）生物样本、信息数据的来源证明。

7）科学性论证意见。

8）利益冲突申明。

9）招募广告及其发布形式。

10）研究成果的发布形式说明。

11）伦理审查委员会认为需要提交的其他相关材料。

11.7　伦理审查常见的问题

（1）研究者资质不符合相关要求

如果是药物临床研究，主要研究者应当具有高级职称并参加过3个以上药物临床研究；如果是医疗器械（含体外诊断试剂）临床研究，主要研究者应当具有高级职称，其中开展创新医疗器械产品或需进行临床研究审批的第三类医疗器械产品临床研究的主要研究者应参加过3个以上医疗器械或药物临床研究。干细胞和体细胞临床研究项目负责人须具有正高级专业技术职称，其他临床研究负责人应当为相关专业科室负责人或具有副高级以上职称的卫生专业技术人员。

（2）研究团队不合理

研究人员梯队不合理，应至少有低、中、高年资人员参与。另外，如涉及利用检验科剩余样本、病理科患者留存标本、体检中心常规体检剩余样本，研究团队需分别加上相应科室的人员，须经相关科室负责人签字同意。

（3）临床研究方案设计不足

1）研究背景不充分，缺乏必要的立题依据：主要体现在研究的科学意义和应用价值不足，立题依据不充分，缺乏相关工作基础或实验依据。

2）纳排标准设立不严谨：主要体现在没有充分考虑研究纳入群体特征。

3）样本量设定依据不足：主要体现在样本量设计较随意，没有统计学依据。样本量统计可采用公式法（可以查阅相应书籍）计算，或者通过软件（PASS、G-power等）、网站（Power and Sample Size、OpenEpi等）计算。

（4）知情同意书质量管理不到位

1）知情同意书设计不完整：一份合格的知情同意书至少应包括研究目的、基本研究内容、流程、方法及研究时限、研究基本信息等，知情同意书设计不完整会导致知情同意告知不充分。

2）知情同意书涉及太多的专业术语：由于临床研究的对象主要为非医学背景的社会人士和普通患者，知情同意书内容一定要通俗易懂，不能含有太多的专业术语。另外，如果涉及青少年或者儿童，需要准备两份知情同意书，一份给监护人签署，另外一份给青少年或者儿童签署。给青少年或者儿童的那份知情同意书一定不能含专业术语，措辞要在他们易于理解的范围内，必要时可插入一些图片等易于青少年或者儿童理解。

3）知情同意书签署不规范：主要包括知情同意书签署日期早于伦理批准日期、研究者签署的日期与研究参与者签署的日期不一致、信息填写错误，修改不规范、筛选失败的研究参与者未签署知情同意书等。

4）知情同意书版本问题：主要有临床研究过程中知情同意书有更新，但是未经过伦理委员会批准给研究参与者签署；研究参与者处于随访期，尚未出组，没有及时签署已批准生效的新版知情同意书。

（5）研究参与者补助发放不及时及发放金额不合适

研究机构没有及时给研究参与者发放补助，会导致研究参与者产生不良情绪。另外，补助不能过多，否则会有利诱倾向。过少也不行，不符合研究参与者利益。

（6）研究参与者收费问题

《涉及人的生命科学和医学研究伦理审查办法》中明确规定对研究参与者参加研究不得收取任何研究相关的费用。部分临床研究还存在重复收费的问题，会导致套取医保基金嫌疑。

（7）项目负责人重伦理批件、轻项目跟踪审查

项目负责人在取得伦理批件成功发表论文以后，疏于对项目后续跟踪审查的管理，项目负责人应将研究期间发生的跟踪审查（方案违背、修正案审查、严重不良事件/SUSAR、研究进展报告、研究完成报告等）及时递交到伦理委员会审查，确保不会将研究参与者置于不合理的风险之中。

11.8 常见的几类违背伦理案例

（1）严重违背伦理道德

2018 年 11 月 26 日，某大学教授宣布：一对名为露露和娜娜的基因编辑婴儿在中国健康诞生。这对双胞胎的 *CCR5* 基因经过 CRISPR（clustered regularly interspaced short palindromic repeats，成簇的规律间隔的短回文重复序列）基因编辑修改，使她们出生后即能抵抗艾滋病。这是世界首例免疫艾滋病的基因编辑婴儿。该消息广泛传播并引起巨大争议。

该研究主要争论点：第一，该项研究是想用基因编辑技术让艾滋病夫妇生下免疫艾滋病的宝宝，但是，实际上即使利用现有的技术，也可以诞生健康宝宝，没有必要进行基因编辑。第二，*CCR5* 基因是人体内的正常基因，而不是导致疾

病的缺陷基因，即使*CCR5*基因被敲除了，也无法避免艾滋病。第三，该项技术有可能会产生脱靶效应，可能对孩子造成一定的未知伤害。第四，该项研究伪造伦理批件。

综上所述，该教授的行为严重违背伦理道德和科研诚信，严重违反国家有关规定，在国内外造成了十分严重的恶劣影响。

（2）未获取伦理委员会批准开展临床研究

2020年5月19日，*Journal of Experimental & Clinical Cancer Research*在线发表了题为"The circular RNA 001971/miR-29c-3p axis modulates colorectal cancer growth, metastasis, and angiogenesis through VEGFA"的研究论文。该研究发现circ-001971/miR-29c-3p轴通过靶向VEGFA（血管内皮生长因子A）调节CRC（结直肠癌）细胞增殖、侵袭和血管生成。2022年3月29日，该文章被撤回，主要原因是涉嫌伦理没有获得合适的批准就开展临床研究。

（3）伦理审批日期在论文发表之后

2020年5月12日，*Diabetes Technology & Therapeutics*在线发表了一篇题为"No deleterious effect of lockdown due to COVID-19 pandemic on glycaemic control, measured by glucose monitoring, in adults with type 1 diabetes"的研究论文，但最终这篇文章被撤回。原因是期刊编辑在针对文章的抄袭指控进行调查中虽未发现抄袭证据，但却意外发现论文的伦理审批日期在论文发表之后。论文作者解释说，是由于新型冠状病毒感染（COVID-19）大流行，其所在的伦理委员会关闭，因此当时没有获得伦理审批。尽管如此，这显然还是违反了涉及人体研究参与者研究的伦理原则。

（4）研究内容超出伦理审查范围

2020年11月，*International Journal of Legal Medicine*撤回了某研究所发表的论文"Genetic analysis and forensic evaluation of 47 autosomal InDel markers in four different Chinese populations"，原因是其伦理委员会只批准中国汉族个体相关研究，而实际论文研究的是4个不同人群，超过了伦理批准的范围。

12　临床研究论文的常见类型与特点

12.1　什么是RCT研究论文

　　RCT研究论文是随机对照试验（RCT）的研究论文。RCT是一种对医疗卫生服务中的某种疗法或药物的效果进行检测的手段，常用于医学、药学、护理学研究中。它的基本方法是，将研究对象随机分组，对不同组实施不同的干预，以对照效果的不同。RCT研究论文通常包括研究设计、数据收集、数据分析、结果解释和临床意义等部分，旨在探索病因、验证假设、提供最高等级的循证医学证据，为疾病的干预和治疗提供依据。

12.2　RCT研究论文包括哪些部分

　　1）研究问题：明确提出研究的问题或假设，即要探究什么问题的答案。
　　2）研究对象：描述参与者的特征和数量，包括纳入标准和排除标准。
　　3）研究设计：描述研究的设计和实施方式，包括随机化方法、对照方法、盲法等。
　　4）数据收集：描述数据的收集方法和来源，包括观察指标、收集工具、数据质量等。
　　5）数据分析：描述数据分析的方法和过程，包括统计方法、模型构建、结果解释等。
　　6）结果呈现：呈现研究结果，包括数据表格、图表、结论等。
　　7）讨论和结论：对结果进行讨论，解释结论的意义和价值，并指出研究的局限性和未来研究方向。

12.3　什么是队列研究论文

　　队列研究论文是一种观察性研究论文，它通过将研究对象按照是否暴露于某个研究因素及暴露等级不同分为不同的研究组，并对其进行长期的追踪观察，以比较不同组之间疾病或结局发生率的差异，从而判定暴露因素与结局（与暴露因素有关的结局）之间有无关联及关联程度的高低。队列研究论文的目的是探索病因，即进一步验证现况调查或病例对照研究中已发现的有特异影响且在统计学上有联系的危险（或保护）因素。队列研究论文在医学和公共卫生领域具有重要的价值和影响力。

12.4　队列研究论文包括哪些部分

1）研究目的和背景：阐述研究的问题或假设，以及研究的重要性和背景。

2）研究对象和方法：描述队列研究的对象和抽样方法，以及研究的设计和实施方式。

3）暴露因素和结局：明确暴露因素和结局的定义，以及如何确定和测量这些因素。

4）数据收集和分析：描述数据的收集方法和来源，以及数据分析的方法和过程。

5）结果呈现：呈现研究结果，包括数据表格、图表、结论等。

6）讨论和结论：对结果进行讨论，解释结论的意义和价值，并指出研究的局限性和未来研究方向。

12.5　什么是病例对照研究论文

病例对照研究论文是一种回顾性队列研究方法，以现在患有某病的患者为一组（称为病例组），以未患该病但其他条件与患者接近的人为另一组（称为对照组），通过询问、体检化验或复查病史，收集既往各种可疑致病因素的暴露史，测量并比较两组对各种因素的暴露比例，经统计学检验若判为有意义，则可认为因素与疾病间存在着统计学意义，在排除各种偏倚对研究结果的影响之后，再借助病因推断技术，推断出危险因素，从而达到探索和检验病因假说的目的。

12.6　什么是横断面研究论文

横断面研究论文是一种描述性研究论文，其研究方法是通过对某一特定时间点或短时间内的人群进行调查，以个人为单位收集和描述人群的特征及疾病或健康状况。横断面研究也称现况研究，是描述性研究中最常用的一种方法。其资料是调查当时所得到的现况资料，客观地反映了这一时间点的疾病分布及人们某些特征与疾病之间的关联。

在医学和公共卫生领域中，横断面研究具有重要的价值和影响力。它不仅可以用于探索病因，还可以用于评估疾病的患病率和流行趋势，以及了解不同人群的特征和健康状况。同时，横断面研究也常被用于制定疾病预防与控制的策略和措施。

需要注意的是，横断面研究也存在一些局限性，如它无法判断因果关系，只能提供患病或流行现状的相关信息。此外，横断面研究的样本代表性也是一个需要注意的问题。因此，在撰写横断面研究论文时，需要明确研究目的和背景，选择合适的样本和方法，并进行严谨的数据分析和解读。

12.7　什么是回顾性研究论文

回顾性研究论文是一种回顾性研究的结果呈现，通常包括对以往临床工作积累的病例资料进行整理、分析和总结，以从中总结经验、找出规律、指导实践。

在撰写回顾性研究论文时，通常需要选择某一时期同类临床资料作为研究对象，通过查阅病案资料或设计调查问卷收集相关病例资料，然后进行数据分析和结果呈现。回顾性研究论文可以帮助研究者了解疾病的病因、诊断、治疗和预后等方面的情况，从而指导临床实践和推动医学研究的发展。

需要注意的是，回顾性研究论文的结果可能存在一定的偏倚和局限性，如信息回忆的准确性难以保证、研究对象可能存在选择性偏倚等问题。因此，在撰写回顾性研究论文时，需要选择合适的样本和方法，并考虑各种可能的偏倚和影响因素，以保证研究的准确性和可靠性。

12.8　什么是前瞻性研究论文

前瞻性研究论文是研究者根据选题和设计的要求进行的研究，通过给受试者提供要研究的因素，产生能够得出适当结论的信息，以便研究结果能够回答所提出的全部书面问题，包括实验研究论文、技术研究论文、疗效观察论文和流行病学调查报告等。

前瞻性研究通常是在研究开始之前就设定好研究问题、方法和流程，然后按照计划进行数据收集、分析和报告。这种研究类型通常用于对疾病或健康问题的预防、控制和治疗等进行深入研究。前瞻性研究需要严格遵守伦理规范，确保受试者的权益和安全。

前瞻性研究论文在撰写过程中需要明确研究目的、方法、样本量、数据分析方法等，同时需要遵循科学性和客观性原则，确保研究的可靠性和可重复性。在论文中需要详细描述研究过程、结果和结论，并引用相关的文献支持。

总之，前瞻性研究论文是一种科学性强、严谨度高、需要经过严格审核的研究成果报告。

12.9　什么是人工智能或机器学习临床研究论文

人工智能或机器学习临床研究论文是指利用人工智能或机器学习技术来辅助临床研究、诊断和治疗等方面的研究论文。这些论文通常涉及利用人工智能或机器学习算法对医学影像、病历数据、基因组学数据等进行处理和分析，以实现疾病诊断、治疗决策、药物研发等方面的智能化和个性化。

人工智能或机器学习临床研究论文需要遵循科学性和客观性原则，以确保研究的可靠性和可重复性。同时，这些论文通常需要经过严格的同行评审和审核，以确保其研究结果和方法学具有科学性和可行性。

12.10　人工智能或机器学习临床研究论文常用于哪些方面

（1）医学影像分析

利用人工智能或机器学习技术对医学影像数据进行处理和分析，以实现疾病诊断和病情评估。

（2）病历数据挖掘

通过对大量病历数据的分析和挖掘，利用人工智能或机器学习技术预测疾病发生和发展趋势，为临床决策提供支持。

（3）药物研发

利用人工智能或机器学习技术对基因组学数据和药物化学结构进行分析，提供更准确、个性化的药物配方，加速药物研发进程。

（4）智能诊疗

通过结合人工智能或机器学习技术和医学领域知识，实现智能诊疗决策，提高诊疗质量和效率。

总之，人工智能或机器学习临床研究论文是利用人工智能或机器学习技术来辅助临床研究和治疗的重要研究方向，可以为医学领域的发展带来重要的创新和突破。

12.11　临床研究论文包括哪些部分

　　一篇好的学术论文，不仅要有丰富的内容，还要有新意，有较强的科学性、理论性和实用性，要条理清晰、逻辑严密。临床研究论文主要由以下7个方面组成：①标题；②作者；③摘要；④关键词；⑤正文部分（引言、材料与方法、结果与讨论）；⑥致谢；⑦参考文献。

13   临床研究与科研诚信

13.1   什么是科研诚信

科研诚信是指科技人员在科研活动中遵守相关法律法规，恪守科学道德准则、科学精神，追求真理、实事求是，杜绝弄虚作假行为。

科研诚信是科技工作者的生命。各级责任要明确，高等学校、科研机构等单位层面要将教育引导和制度约束有效结合，主动发现、严肃查处违背科研诚信要求的行为，要敢于揭短亮丑，不迁就、不包庇，严肃查处、公开曝光，不仅要根据情节严重程度追回责任人所获利益，也要按规定、按程序纳入科研诚信严重失信行为数据库，对科研失信行为"零容忍"，在各类晋升、评奖评优、参与项目等方面实行"一票否决"。科研项目团队人员，均要有"高压线"意识，严格履行科研合同义务，严守科研伦理规范，守住学术道德底线。

13.2   我国科研诚信的主要指导文件有哪些

我国科研诚信主要指导文件包括：①《国家自然科学基金项目科研不端行为调查处理办法》（2022年12月）；②《科研失信行为调查处理规则》（2022年8月）；③《医学科研诚信和相关行为规范》（2021年1月）；④《科学技术活动违规行为处理暂行规定》（2020年7月）；⑤《关于进一步弘扬科学家精神加强作风和学风建设的意见》（2019年5月）；⑥《关于进一步加强科研诚信建设的若干意见》（2018年5月）；⑦《高等学校预防与处理学术不端行为办法》（2016年6月）；⑧《国家科技计划（专项、基金等）严重失信行为记录暂行规定》（2016年3月）；⑨《发表学术论文"五不准"》（2015年11月）；⑩《关于进一步规范高校科研行为的意见》（2012年12月）。

13.3   临床研究人员为什么要恪守科研诚信原则

临床研究人员作为医学领域的研究者，所涉及的不仅仅是学术研究中的科研诚信，还关乎人民群众的生命和健康，除研究课题和成果的申报实施、经费使用等方面之外，也包括防止数据操纵或篡改、遵循伦理规范、保护患者隐私和权益等问题。在临床研究中，研究人员需要获取患者的知情同意，并严格遵循伦理委员会的规定，以确保患者的隐私和权益得到保护，维护医学专业的声誉和信誉。临床研究是一个提出问题和解决问题的复杂过程，不同于基础科研，其研究内容会需要追踪随访，有时随访时间可以长达几年甚至十几年，数据操纵或篡改将直接导致研究结果的失真，误导临床医生和患者的治疗选择，对患者的生命和健康构成潜在风险。随着科学研究的职业化、专业化，科研人员之间的竞争日益激烈，且研究数据体量庞大，统计方式较多，也会产生急功近利的心态，在临床研究工作中极易发生科研诚信方面问题。因此，临床研究人员更应该遵循和恪守科研道德和临床研究制度，实事求是，诚实守信。

13.4　临床研究需遵守哪些科研诚信学术规范

1）遵循科研伦理准则，切实保障受试者权益。

2）遵守法律法规，已妥善处理研究所涉及的生物安全、国家/工作秘密、个人隐私、知情同意等重大问题。

3）研究过程及结果已做到诚实记录，不存在篡改、捏造，相关研究资料已完整、准确、真实地提交所在机构统一数据库。

4）未交由"第三方"全包代做研究，代写、代投或实质性修改论文；未参与虚假审稿。

5）遵从学术规范，实事求是地陈述本人工作，按要求正确引用他人工作，不存在剽窃、抄袭或捏造现象。

6）论文署名的每一位作者对署名均知情，对论文有实质性贡献，并按贡献大小依序署名，不存在无贡献挂名及成果侵占现象。

7）成果发表时未一稿多投。

8）已做到如实全名标注资助项目，主动诚实地进行利益披露。

9）成果推广、科普宣传中秉持科学精神、坚守社会责任，未人为夸大研究基础和学术价值。

13.5　临床研究选题时应遵循哪些诚信原则

临床研究的成果可以直接应用在患者疾病的预防、诊断、控制、治疗、康复和健康促进上，临床研究水平与患者所接受的医疗水平直接相关，所以严格遵守科研诚信对临床研究的健康长远发展是至关重要的。

为保证选题准确而恰当，科研人员应遵循以下诚信原则：

1）求真务实是选题的第一原则，通过文献搜索，既要尊重理论依据和事实根据，又要不拘泥于此，学会对已有事实和理论进行新的审查。

2）新颖且具有价值是临床研究问题的最基本要求。

3）在进行临床研究前，应严格遵守伦理规范要求，提前进行伦理审查。

4）研究应具有可行性，科研人员制定的研究方案应基于现有工作条件和已有研究基础，充分考虑自身研究能力和研究专业方向，不盲目追求所谓的热点。

13.6　临床数据处理时应遵循哪些诚信原则

临床研究数据来源广泛、数据基数庞大，在临床研究中数据的收集和保存是一个非常复杂的过程，并且已经成为科研不端行为的"多发地带"之一。科研人员在数据收集、记录、保存和使用中都应严格遵守科研诚信原则。

数据收集过程中，第一，科研人员应确保研究所获得的数据真实有效；第二，科研人员应确保研究数据收集和保存的完整性，完整地收集和保存研究过程中各个步骤的所有原始数据，包括那些暂时的、阶段性成果的记录等；第三，不能为某种目的或利益对原始数据进行人为加工和修改；第四，特殊数据收集应严格遵守有关规定或者约定；第五，确保数据收集方法可靠。

13.7　科研项目与成果申报中应遵循哪些诚信原则

临床研究与科研项目申报密不可分，根据各级各类项目申报要求，在项目申报过程中，除常规基本要求外，尤其要注意已获高一级别立项的项目，不得以相同内容重复申报，重复申报的将会被取消评审资格。项目负责人应承担项目申报的直接责任，如实填写项目申报材料，严禁项目申报时剽窃他人科研成果、侵犯他人知识产权、伪造材料骗取申报资格等科研不端行为。严禁虚构事实及联合中介机构包装项目等弄虚作假行为，项目负责人应高度重视项目申报，对材料整体把关，必须签署科研诚信承诺书以明确承诺事项和违背相关承诺的责任。

科研成果申报首先要做到的是完成人应对完成内容具有实质性贡献，且本人需要签名进行科研诚信承诺，不得让他人代签名或仿造签名。如本人因特殊情况而无法签名，一般应提前联系组织部门协商，由推荐单位或推荐专家出具书面说明并盖章或签字。如今各合作单位联合申报成为趋势，在涉及外单位完成情况表或附件的证明材料中，应实事求是联系对方单位，按流程盖章。科技成果推荐项目所含主要技术内容（包括发现点、发明点、创新点及其证明材料）一般要求为本项目独有，同一材料不能重复使用，且未在上级或历年度本成果中使用过。为避免此类情况，一般申报时会要求申报者提供所使用代表性论文中未列入项目主要完成人的通信作者或第一作者（含共同第一作者）出具的知情同意报奖证明（作者挂靠的第一家单位盖章），以及提供知识产权证明中未列入项目主要完成人的专利发明人出具的知情同意报奖证明。

13.8　科研经费使用中应遵循哪些诚信原则

我国十分重视科学研究工作，对科学研究事业加大了关注力度和经费投入。随着研究单位及研究者承担科研项目规模的扩大，科研经费管理与使用也变得越来越复杂。

项目经费，尤其是重大专项，包括直接费用和间接费用。直接费用是指在项目实施过程中发生的与之直接相关的各项费用，主要包括设备、材料、测试化验加工、差旅等费用。研究者必须严格遵守经费使用规范和资助机构的要求，确保经费使用合法，不涉及贪污、挪用等违法行为，同时经费管理部门应建立可供审计和监督的经费使用及审批程序。而间接费用主要是项目承担单位为项目研究者提供的房屋占用、日常水电等消耗，以及激励团队科研人员的绩效支出等。遵守诚信原则在间接经费使用中同样至关重要，它确保了资金使用的合法性、透明性和合理性，同时维护科研的公平性与可信度。因此，科研项目在获得相关部门资助后，科研项目负责人作为科研经费使用的直接责任人，应按规定使用科研经费，对科研经费使用的合规性、合理性、真实性和相关性承担法律责任，自觉接受审计部门相关审计，如实提供审计材料，强化科研经费"五不得"红线意识，从而维护科研声誉，推动科研可持续发展。

13.9　常见的几种科研不端案例

临床研究以改善人类健康，推进医学科学发展，验证治疗方法的有效性和安全性为目标。科研诚信是临床研究者开展科学工作最基本的道德基础。我国现阶段科研诚信存在诸多问题，在科技活动中存在着许多科研不端事件，不仅对我国的学术声誉产生了负面影响，也浪费了大量的科技资源，最终影响到我国科技的进步和发展。

根据科学技术部等二十二部门关于《科研失信行为调查处理规则》的通知，科研失信行为是指在科学研究及相关活动中发生的违反科学研究行为准则与规范的行为，包括：

1）抄袭剽窃、侵占他人研究成果或项目申请书。

2）编造研究过程，伪造研究成果，买卖实验研究数据，伪造、篡改实验研究数据、图表、结论、检测报告或用户使用报告等。

3）买卖、代写、代投论文或项目申报验收材料等，虚构同行评议专家及评议意见。

4）以故意提供虚假信息等弄虚作假的方式或采取请托、贿赂、利益交换等不正当手段获得科研活动审批，获取科技计划（专项、基金等）项目、科研经费、奖励、荣誉、职务职称等。

5）以弄虚作假方式获得科技伦理审查批准，或伪造、篡改科技伦理审查批准文件等。

6）无实质学术贡献署名等违反论文、奖励、专利等署名规范的行为。

7）重复发表，引用与论文内容无关的文献，要求作者非必要地引用特定文献等违反学术出版规范的行为。

8）其他科研失信行为。

本规则所称抄袭剽窃、伪造、篡改、重复发表等行为按照学术出版规范及相关行业标准认定。

下文就其中几类常见涉及科研不端的行为举例说明：

（1）论文数据造假

相关部门收到举报，反映某教师等发表的3篇论文存在数据造假的问题。

经调查核实，该教师以第一作者发表的3篇论文的图片，在准备和处理过程中，为追求图片美观，选择自认为好看的图片组装，均存在重复使用图片、篡改试验数据等问题，并将3篇论文列入其获资助基金项目申请书中。

经审议决定，撤销该教师2017年度获资助基金项目，追回已拨资金，取消该教师相关基金项目申请资格3年，并进行通报批评。

（2）冒用他人名义申报基金项目

相关部门收到举报，反映某项目申请人在基金项目申请书中伪造3位校外人员签名，通过弄虚作假获批多项相关基金项目。

经调查核实，3位校外人员为该申请人所在单位特聘教授。该申请人在其中2位校外人员不知情的情况下，冒用2人名义、冒签名申报基金项目并在申请书中提供了相关虚假信息。另1位校外人员对以其名义申报基金项目知情且授权代签名。

经审议决定，撤销该项目申请人冒用2人名义、冒签名申报并获资助的2个基金项目，追回该2个项目已拨资金，取消该项目申请人相关基金项目申请资格4年，并对项目申请人进行通报批评。

（3）编造研究过程、伪造作者邮箱

相关部门对某医生为第一作者发表的论文涉嫌学术不端开展调查。经查，涉事论文存在编造研究过程、伪造通信作者邮箱、未经同意使用他人署名等问题，该医生对上述问题负责。

经审议决定，取消该医生相关基金项目申请和参与申请资格4年，并进行通报批评。

（4）抄袭剽窃他人基金项目申请书

相关部门收到举报，反映有人剽窃其2017年基金项目申请书并用于2018年基金项目申请。

经调查核实，被举报人于2017年进入其导师办公室翻找文件时发现了举报人2017年的项目申请书。被举报人对该申请书进行了拍照，并对申请书中部分内容及相关试剂价格进行了抄袭剽窃，用于其2018年基金项目申请。

经审议决定，取消被举报人相关基金项目申请资格4年，并进行通报批评。

（5）篡改身份信息违规申报基金项目

相关部门对某教师涉嫌学术不端开展了调查。

经查，该教师先后入职6所不同高校，在聘用期间依托不同单位通过篡改姓名和证件号码违规申报多项相关基金项目（均未获资助）。

经审议决定，永久取消该教师相关基金项目申请和参与申请资格，并进行通报批评。

参 考 文 献

陈坤，2019. 临床科研设计. 杭州：浙江大学出版社.

国家药品监督管理局，国家卫生健康委员会，2020. 国家药监局 国家卫生健康委关于发布药物临床试验质量管理规范的公告. [2023-11-25]. https://www.gov.cn/gongbao/content/2020/content_5525106. htm?ivk_sa=1024320u.

科学技术部，教育部，财政部，等，2009. 关于印发《关于加强我国科研诚信建设的意见》的通知. [2023-12-25]. https://www.nsfc.gov.cn/publish/portal0/tab442/info62169.htm.

李梅欣，郑欣，史文丽，等，2021. 慢性病患者参与药物临床试验意愿的影响因素：医学伦理观念调查. 中国康复理论与实践，27（3）：361-367.

凌柏，张婷，2014. 药物临床试验质量影响因素分析及保障措施. 中国药业，23（12）：14-16.

刘裕，2022. 公立医院临床研究协调员的现状与创新管理模式探索. 中国社区医师，38（7）：155-158.

宋跃晋，2014. 论药物的损害救济 —— 以药物不良反应为视角. 河北法学，32（9）：130-137.

王海南，2004. 新旧法规中中药新药临床试验分期的比较. 中国新药杂志，13（1）：55-58.

吴泰相，刘关键，李静，2005. 影响系统评价质量的主要因素浅析. 中国循证医学杂志，5（1）：51-58.

Colli A，Fraquelli M，Casazza G，et al，2014. The architecture of diagnostic research：research guidelines using liver stiffness as an example. Hepatology，60（1）：408-418.

Huang Q，Cao L，Luo N，et al，2021. Predicting range of initial warfarin dose based on pharmacometabolomic and genetic inputs. Clin Pharmacol Ther，110（6）：1585-1594.

Patino CM，Ferreira JC，2018. Inclusion and exclusion criteria in research studies：definitions and why they matter. J Bras Pneumol，44（2）：84.

Sammut SJ，Crispin-Ortuzar M，Chin SF，et al，2022. Multi-omic machine learning predictor of breast cancer therapy response. Nature，601（7894）：623-629.

Warnat-Herresthal S，Schultze H，Shastry KL，et al，2021. Swarm learning for decentralized and confidential clinical machine learning. Nature，594（7862）：265-270.